Originalausgabe 1988
© 1988 Droemersche Verlagsanstalt Th. Knaur Nachf., München
Das Werk einschließlich aller seiner Teile ist urheberrechtlich geschützt.
Jede Verwertung außerhalb der engen Grenzen des Urheberrechts-
gesetzes ist ohne Zustimmung des Verlages unzulässig und strafbar.
Das gilt insbesondere für Vervielfältigungen, Übersetzungen,
Mikroverfilmungen und die Einspeicherung und Verarbeitung
in elektronischen Systemen.
Umschlaggestaltung Adolf Bachmann
Umschlagfoto Eva Lindenburger/Silvestris
Satz MPM, Reitmehring
Druck und Bindung Ebner Ulm
Printed in Germany   5   4   3   2   1
ISBN 3-426-07781-7

Jutta von Lauffenburg:
Knaurs Großer Vitaminführer

Ich widme dieses Buch allen Medizinern.
Auch deshalb, weil die meisten dem Inhalt keinen
Glauben schenken.

Jutta von Lauffenburg

Inhalt

Einleitung

Die Vitamine sind seit Jahren immer wieder Gegenstand zahlreicher Bücher und Artikel. Keine Zeitung, keine Zeitschrift, die nicht irgendeinen Beitrag hierzu veröffentlicht. Dabei treibt das Bemühen um die Aufmerksamkeit des Lesers die seltsamsten Blüten: »Vitamine sind Wirkamine«, »Schöne Haut durch B-Vitamine«, »Vitamin C gegen Grippe«, »Mehr Leistungsfähigkeit durch Vitamine« und, und . . .

Eine Vielzahl von Wissenschaftlern, anerkannte wie auch Außenseiter, nehmen sich dieses Themas an. Dabei besteht Einigkeit nur in einem Punkt: Vitamine sind essentiell, d. h. ohne ausreichende Vitaminzufuhr ist der Mensch nicht lebensfähig bzw. nicht »gesund«, weil der menschliche Organismus sie im Gegensatz zu vielen Tierarten nicht selbst oder nicht ausreichend selbst bilden kann. Aber bei der Definition der Begriffe ausreichend und »gesund« beginnt bereits der Streit. Was der eine als optimale Zufuhr bezeichnet, ist für den anderen schon eine »Megadosis«, also ein Vielfaches des Notwendigen.

Dieser Vitaminführer möchte Pfade in diesen Dschungel schlagen und das Dickicht der verschiedensten Aussagen verständlich machen für jedermann.

Bevor aber auf die einzelnen Vitamine eingegangen wird und auf deren allgemeine und besondere Wirksamkeit, muß das generelle Wesen unserer Ernährung betrachtet werden.

Unsere tägliche Nahrungsaufnahme wird unterschieden in

Makronährstoffe (Kohlenhydrate, Eiweiß, Fett, Ballaststoffe) und

Mikronährstoffe (Mineralstoffe, Vitamine, Spurenelemente, Fettsäuren).

Alle diese Stoffe *müssen* unserem Organismus zugeführt werden, zur Gesunderhaltung am besten in einem ausgewogenen Verhältnis.

● Nehmen wir zu viele Kohlenhydrate zu uns, macht sich das Ergebnis in erweitertem Taillenumfang bemerkbar.

● Nehmen wir hingegen mit der Nahrung zu viel Fett auf, sind negative Folgen für Herz und Kreislauf unvermeidbar.

● Die geringe Aufnahme von Ballaststoffen wiederum »verstopft« uns.

● »Mikronährstoffe, wie es der Name schon sagt, dürfen nur in sehr kleinen Mengen (Tausendstel und Millionstel Gramm) in der Nahrung vorhanden sein.

Von den Vitaminen handeln die folgenden Kapitel, zuvor jedoch noch einiges über die anderen Mikronährstoffe, die ebenfalls essentiell sind:

Mineralstoffe sind Kalium, Magnesium, Natrium, Calcium, Eisen, Mangan und Phosphor (siehe Tab. 1).

Spurenelemente sind praktisch alle Metalle, die allerdings nur in ganz geringen Mengen (Spuren!) vom Körper aufgenommen werden dürfen. Die wichtigsten sind: Kupfer, Selen, Zink, Chrom, Jod, Molybdän und Kobalt.

Fettsäuren, die unabhängig für den Fettstoffwechsel und

Tabelle 1: Mineralstoffe

Mineral	Einfluß auf	Tages-bedarf	Hauptquellen
Eisen	Blutbildung, Wachstum	18—20 mg	Fleisch, Leber, Eier, Geflügel, Käse, Gemüse, Walnüsse
Fluor	Knochenbau, Zähne	1 mg	Fisch, Fleisch, Leber, Eier, Getreide, Walnüsse
Jod	Stoffwechsel, Schilddrüse	0,15—0,20 mg	Seefisch, Lebertran, Meersalz, Eier, Brunnenkresse
Kalium	Nerven, Nieren, Herz	2—3 g	Milch, Käse, Hefe, Geflügel, Fleisch, Nüsse, Pilze, Samen, Getreide, Gemüse, Aprikosen
Kalzium	Blutgerinnung, Muskeln, Nerven, Herz, Zähne, Knochenbau	0,8—2 g	Milch, Käse, Eier, Fisch, Samen, Nüsse, Getreide, Sojabohnen
Magnesium	Stoffwechsel, Muskeln, Blutgefäße, Nerven	260—500 mg	Milch, Käse, Hefe, Eier, Fisch, Getreide, Sojabohnen, Samen, Nüsse
Natrium	Blutdruck, Nerven, Muskeln, Wasserhaushalt	3—6 g	Käse, Fisch, Fleisch, Gemüse
Phosphor	Knochenbau, Zähne, Stoffwechsel	0,7—1,2 g	Sahne, Käse, Hefe, Eier, Fisch, Geflügel, Samen, Nüsse, Getreide, Sojabohnen

zur Aufrechterhaltung gesunder Blutfettwerte sind (Cholesterin), sind z. B.:

Omega-3- und Omega-6-Fettsäuren. Hierbei handelt es sich um sog. mehrfach ungesättigte Fettsäuren. Studien, die über zwanzig Jahre in Holland liefen, haben gezeigt, daß durch die ausreichende Aufnahme dieser Stoffe das Risiko, einen Herzinfarkt zu erleiden, um bis zu 70% gemindert werden kann. Omega-Säuren sind vorhanden in Hochseefisch (daher die Gesundheit der Eskimos!), aber auch in verschiedenen europäischen Pflanzen, wie in der Nachtkerze oder in den Kernen der Schwarzen Johannisbeere.

Weitere, für den geregelten Stoffwechsel unerläßliche Fettsäuren sind:

Myristinsäure
Palmitinsäure
Stearinsäure
Palmitoleinsäure
Linolsäure
Linolensäure
Arachidonsäure

Auf das Thema Vorbeugung vor Herz-Kreislauferkrankungen wird noch bei den Vitaminen C und E ausführlich eingegangen. An dieser Stelle sei noch festgehalten, daß Omega-Fettsäuren ebenfalls »essentiell« sind, d. h. der menschliche Organismus kann sie nicht selbst bilden, und wir müssen sie daher mit unserer Nahrung aufnehmen. Ist die Zufuhr über längere Zeit zu niedrig, und essen wir gleichzeitig zu viel fetthaltige Nahrung, steigen die Blutfettwerte (Cholesterin und Triglyceride) an. Auf Dauer kann es dann zu Ablagerungen an den Innenwänden der Arterien kommen. Dieser Prozeß wird Arteriosklerose oder Arterienverkalkung genannt. Symptome und Folgen können z. B. sein:

● Eine Verengung der Beinarterien, was beim Gehen heftige Schmerzen in den Waden nach sich zieht.

● Ablagerungen in den Herzkranzgefäßen können zu sehr schmerzhaften Angina-pectoris-Anfällen führen; die schlimmste Folge ist der lebensbedrohende Herzinfarkt.

● Die Verkalkung der Gehirnarterien kann einen Schlaganfall (Hirninfarkt) zur Folge haben.

Vitamine werden grob unterschieden nach fettlöslichen Vitaminen (siehe Tab. 2)
und wasserlöslichen Vitaminen (siehe Tab. 3)

Diese Unterteilung in fettlösliche und wasserlösliche Vitamine hat folgende Bewandtnis:

● Wasserlösliche Vitamine werden vom Körper innerhalb der normalen Verdauung und Verstoffwechselung problemlos zusammen mit eingenommenen Flüssigkeiten aufgenommen und über das Blut den verschiedenen Organen verfügbar gemacht. *Die Wasserlöslichkeit hat aber zugleich zur Folge, daß diese Vitamine praktisch nicht gespeichert werden können, also unbedingt mit der Nahrungsaufnahme täglich ergänzt werden müssen.*

● Fettlösliche Vitamine hingegen können nur bei intakter Fettverdauung aufgenommen werden, also wenn die Galle gesund ist und normal arbeitet. *Dafür besitzt der Körper eine ausgeprägte Speicherkapazität für die Vitamine A, E und K,* da sie ja nicht in dem Maße dem Was-

Tabelle 2: Die fettlöslichen Vitamine auf einen Blick

Vitamin	Funktion	Besonders ergiebige Vitaminquellen
A (Retinol)	Beteiligung am *Sehvorgang*, greift in Aufbau und Funktionserhaltung von *Haut* und *Schleimhäuten* ein.	Leber, grünes und gelbes Gemüse, Milch, Margarine, Butter.
D (Calciferol)	Wichtig im Calcium- und Phosphorstoffwechsel, beeinflußt die Mineralisierung der *Knochen*.	Hering, Lachs, Aal, Makrelen, Leber.
E (Tocopherol)	Schützt ungesättigte Fettsäuren und Vitamin A im Körper vor *Oxidation* (natürliches Antioxidans).	Pflanzliche Öle und Fette (z. B. Weizenkeim- und Sonnenblumenöl), Erbsen, Grünkohl.
K	Wichtig für das *Blutgerinnungssystem*.	Leber, Milch, Kopfsalat, Blumenkohl, Tomaten.

Einflußfaktoren auf die Vitaminstabilität	Menge[1] mg	μg	Klassische Mangelsymptome
Hitze, Licht, Oxidationsmittel	0,8—1,1[2]		Nachtblindheit, in schweren Fällen Erblindung (Xerophthalmie, Keratomalazie); Trockenheit, Schuppen- und Faltenbildung der Haut (Hyperkeratose); erhöhte Anfälligkeit gegen Infektionskrankheiten; gestörtes Knochenwachstum.
Hitze, Licht, Oxidationsmittel.		5—10	Deformation der Knochen (Rachitis bei Kindern, Osteomalazie bei Erwachsenen).
Licht, Oxidationsmittel	12[3]		Muskelschwund (Dystrophie); neurologische Störungen (Neuropathie).
Licht	Höhe des Bedarfs zur Zeit nicht bekannt.		Hemmung der Blutgerinnung, besonders bei Neugeborenen (Hämorrhagien).

Tabelle 3: Die wasserlöslichen Vitamine auf einen Blick

Vitamin	Funktion	Besonders ergiebige Vitaminquellen
B_1 (Thiamin)	Wichtig im *Kohlenhydratstoffwechsel,* für das *Nervensystem*.	Vollkornbrot, Kartoffeln, Hülsenfrüchte, Schweine- und Geflügelfleisch, Leber.
B_2 (Riboflavin)	Beteiligt am *Fett-, Kohlenhydrat-, Proteinstoffwechsel*.	Milch, Käse, Schweine-, Rind-, Geflügelfleisch, Leber, Vollkornbrot.
B_6 (Pyridoxin)	Wichtig im *Proteinstoffwechsel* und für das *Nervensystem*.	Leber, Sardinen, Makrelen, Weizenkeime, Sojabohnen, Geflügel, Rind-, Kalb-, Schweinefleisch, Kartoffeln, Vollkornbrot.
B_{12} (Cobalamin)	Verhindert bestimmte Formen der *Anämie*	Leber, Hering, Seelachs, Rindfleisch, Eier, Milch, Speisequark.
Biotin	Wichtig bei der *Synthese* von *Kohlenhydraten* und *Fettsäuren*.	Milch, Innereien (Schweineleber, -nieren,), Sojabohnen.
Folsäure	Wichtig für die Zellteilung und Zellneubil-	Weizenkeime, Sojabohnen, Geflügel,

Einflußfaktoren auf die Vitaminstabilität	Menge[1]		Klassische Mangelsymptome
	mg	µg	
Hitze, Oxidationsmittel, Feuchtigkeit	1,1—1,5		Degeneration des zentralen und peripheren Nervensystems, Beriberi-Krankheit (Muskelschwäche, Nervenentzündungen, Krämpfe etc.).
Licht	1,5—1,8		Veränderungen an Lippen, Zungen- und Mundschleimhaut; Mundwinkelrhagaden; Alteration der übrigen Körperhaut.
Licht, Hitze	1,6—2,1		Nervöse Störungen (Ataxien, Paresen, Krämpfe); Hautveränderungen (Dermatitis im Nasen-, Augen-, Mund-Bereich); Anämien.
Licht		5	Veränderungen des roten Blutbildes (perniziöse Anämie); nervöse Störungen (Parästhesien, Reflexstörungen, Ataxien).
	Höhe des Bedarfs zur Zeit nicht bekannt.		Hautveränderungen; Haarausfall; seborrhoische Dermatitis (Milchschorf) bei Kleinkindern.
Hitze, Licht		400[4]	Störungen in der Bildung der Blutzellen (makrozy-

Vitamin	Funktion	Besonders ergiebige Vitaminquellen
	dung, besonders *rote* und *weiße Blutzellen.*	Schweineleber, Weißkohl, Rosenkohl, Blumenkohl, Wirsingkohl, Kartoffeln, Vollkornbrot.
Niacin	Wichtig für am Energieumsatz beteiligte *Enzyme* in den Zellen, für *Herzfunktion* und zentrales *Nervensystem.*	Vollkornbrot, Erbsen, Rind-, Schweine-, Geflügelfleisch, Seefisch, Lachs.
Pantothensäure	Wichtig beim Abbau von *Fetten, Kohlenhydraten* und *Aminosäuren* sowie beim Aufbau von *Fettsäuren* und bestimmten *Hormonen.*	Leber, Brokkoli, Blumenkohl, Kalb-, Rindfleisch, Truthahn, Milch, Vollkornbrot, Wassermelone.
C (Ascorbinsäure)	Verbessert die *Eisenaufnahme* aus der Nahrung, wichtig für die Bildung und Funktionserhaltung von *Bindegewebe* und *Knochen,* stimuliert die *körpereigenen Abwehrkräfte.*	Kartoffeln, Paprika, Blumenkohl, Tomaten, Brokkoli, Zitrusfrüchte, schwarze Johannisbeeren, Erdbeeren.

[1] mg = 1 Tausendstel Gramm
µg = 1 Millionstel Gramm
[2] Retinol-Äquivalent
[3] D-alpha-Tocopherol-Äquivalent
[4] Gesamtfolsäure
[5] Niacin-Äquivalent

Einflußfaktoren auf die Vitaminstabilität	Menge[1]		Klassische Mangelsymptome
	mg	μg	
			täre Anämie); Schleimhautveränderungen im Bereich der Mundhöhle; Resorptionsstörungen.
	15—20[5]		Hautveränderungen (Dermatitis, Pellagra); Schleimhautveränderungen im Verdauungstrakt mit Appetitlosigkeit, Erbrechen, Durchfall oder Verstopfung als Folge; nervöse Störungen.
Hitze, Feuchtigkeit	8		Nervöse Störungen (Parästhesien, »Burning-Feet-Syndrom«, Reflexstörungen); Nebennierenrindeninsuffizienz; gastrointestinale Störungen.
Oxidationsmittel, Hitze, Feuchtigkeit	75		Erhöhte Anfälligkeit für Infektionskrankheiten; Krankheitsbild des Skorbuts (Hämorrhagien, Schmerzen in den Extremitäten, Lockerwerden und Ausfallen der Zähne, Muskelschwäche etc.).

Nach Empfehlungen der Deutschen Gesellschaft für Ernährung (DGE), Frankfurt/M. 1985. Die angegebenen Werte gelten für Jugendliche und Erwachsene. *Für werdende und stillende Mütter sind höhere Zufuhrempfehlungen gegeben.*

serausscheidungssystem unterliegen. Mit Schweiß und Harn gibt der menschliche Organismus ständig wasserlösliche Vitamine ab (siehe auch Kapitel Vitamine und Sport). *Vitamin A und K wird für lange Zeit in der Leber gespeichert, D und E in Haut und Fettgeweben.* Diese Speicherungsfähigkeit versetzt den Körper in die Lage, auch schwankende Zufuhr auszugleichen (Homöostase). *Erst dauerhafter Mangel macht sich bemerkbar.* Diese Retention (Rückhaltung) birgt aber auch ein *Risiko: länger anhaltende überhöhte Zufuhr kann schädlich sein.*

Dieses Risiko der Vitamine wird in den folgenden Kapiteln exakt ausgeführt. Vor allem aber wird sich dieses Buch damit beschäftigen, was das Thema Vitamine so ungeheuer faszinierend für Wissenschaftler, Journalisten, aber auch den gesundheitsbewußten Verbraucher macht: Keine andere Klasse von Nährstoffen hat ein derart breites Spektrum an Anwendungsbereichen und Eigenschaften aufzuweisen wie die Gruppe der Vitamine:

● Als erstes und wichtigstes die Notwendigkeit als Nahrungsbestandteil.
● Als zweites in der Medizin als Arzneimittel!
● Als drittes in der Kosmetik zur äußerlichen Anwendung zwecks Verjüngung und Verschönerung der Haut!
● Als viertes in der Lebensmittelindustrie als Konservierungsmittel.
● Und fünftens schließlich kann ein Vitamin noch als Lebensmittelfarbstoff eingesetzt werden.

Wie langweilig ist dagegen das Spektrum von Fettsäuren und Mineralien . . .

Vitamine,
Hormone,
Enzyme

Vitamine, Hormone, Enzyme — und was sie tun

Im Organismus üben die *Vitamine* die Arbeit von Bio-Katalysatoren aus: Sie beschleunigen, verzögern oder verursachen chemische Reaktionen und stehen damit in einer Reihe mit Hormonen und Enzymen.

Hormon ist ein griechisches Wort, das Bote oder Anreger bedeutet. Hormone werden vom Körper in speziellen Drüsen selbst hergestellt und vom Blut zu den jeweiligen »anzuregenden« Organen transportiert. Beispielsweise stellt die Nebennierenrinde das Adrenalin her, in der Bauchspeicheldrüse wird Insulin produziert usw.

Enzyme dienen der Aufspaltung der Nahrung in ihre Grundstoffe, wie sie erst vom Körper verarbeitet werden können. Amylase z.B. spaltet Stärke auf (Amylum = Stärke), Lipase bereitet Fette auf (Lipoide = Fette), und Maltase teilt Zucker (Maltose = Zucker)

Hormonen und Enzymen ist gemein, daß sie vom Körper selbst hergestellt werden (Biosynthese), zum Teil unter Zuhilfenahme von Vitaminen. Vitamine können nicht (bis auf Vitamin D und, in nicht ausreichenden Mengen, Vitamin A) selbst biosynthetisiert werden. Darum werden sie als essentiell (unabdingbarer Ernährungsbestandteil) bezeichnet. Und daher kommt auch ihr Name:

VITAMIN
Vita = Leben
Amin = stickstoffhaltig

Die
Entdeckung der
Vitamine

Entdeckung in drei Phasen

Der Wissenschaftler Funk, der 1912 den Begriff Vitamin einführte, meinte damit, daß diese Stoffe lebensspendend, für das Leben schlechthin unabdingbar seien und daß alle Vitamine stickstoffhaltig sind. Heute wissen wir, daß nicht alle Vitamine »Amine« sind. Dies tut jedoch der Lebensnotwendigkeit keinen Abbruch.

Beim Vitamin D neigt man heute dazu, diesen Stoff den Hormonen zuzuordnen. Dieser allerdings hyperwissenschaftlichen Auslegung wollen wir hier nicht folgen.

Nach der Definition von Dr. Winkelmann läßt sich die Entdeckungsgeschichte der Vitamine in drei Phasen aufteilen:

Die erste Phase
Zuerst versuchte man, Nahrungsbestandteile zu analysieren, deren Fehlen für so klassische Krankheiten wie Rachitis, Skorbut, Beriberi und Nachtblindheit verantwortlich sind. Die Symptome dieser Erkrankungen waren schon den Ärzten des Altertums bekannt. Allerdings wurde lediglich gegen die Nachtblindheit ein wirksames Mittel gefunden: Viel Leber essen.

Im Mittelalter wurde gegen Rachitis gelegentlich Sonnenlicht, Eidotter und Fischleber empfohlen; Maßnahmen, die auch aus heutiger Sicht noch Bestand haben. Erst ab dem 16. Jahrhundert wurden Maßnahmen auf rationaler Basis entwickelt.

Seeleuten wurde z. B. als Heilmittel gegen Skorbut reich-

lich Zitronen- und Orangensaft verabreicht. Im 17. Jahrhundert gar nahmen die Fahrensleute der holländischen Flotte Orangen zur Vorbeugung gegen Skorbut an Bord. Zu der Zeit wußte man auch um die Wirkung von frischem Gemüse und von in Branntwein eingelegtem Rettich. »Wiederentdeckt« wurden diese Behandlungsmethoden im Jahre 1720 von dem österreichischen Mediziner Kramer und 1757 vom Briten Lind.
1787 empfahl der Mediziner Darley Fischlebertran gegen Rachitis. Gegen Beriberi entwickelte der Japaner Takaki diätetische Maßnahmen (spezielle Ernährungspläne), die der Gesundheit der japanischen Matrosen ausgezeichnet bekamen.

All diesen Berichten wurde jedoch in der allgemeinen Medizinlehre kein Glauben geschenkt! (Wie später zu sehen sein wird, haben sich die Zeiten kaum geändert.) Es herrschte weiterhin die Meinung vor, daß Nahrung keine anderen Bestandteile hat als Fett, Eiweiß, Kohlenhydrate, Salz und Wasser.

1897 endlich konnte der Wissenschaftler Eijkmov beweisen, daß die Beriberi-Krankheit bei Hühnern künstlich hervorgerufen werden kann, wenn man sie ausschließlich mit poliertem Reis füttert. Gibt man gleichzeitig Reiskleie dazu, kann Beriberi unterdrückt bzw. wieder geheilt werden.

Daraus folgte 1901 die richtige Erkenntnis, daß die aus der Reiskleie isolierte Antiberiberi-Substanz nicht irgendwelche Krankheitserreger bekämpft, sondern notwendiger Bestandteil der Nahrung sei.

Und nun ging es in der ersten Phase Schlag auf Schlag: 1907 konnte Skorbut durch künstliche Ernährungsmaßnahmen an Meerschweinchen als Mangelkrankheit bewiesen werden. Vor allem der daran beteiligte Wissenschaftler Hopkins tat sich hervor, indem er die allgemeine Bedeutung der neu erkannten, chemisch immer noch nicht definierten Nahrungsbestandteile immer wieder betonte und in den Vordergrund rückte. Aufbauend auf Erkenntnissen des Jahres 1905, daß in Milch geringe Mengen unbekannter Stoffe seien, die für das Leben von Mäusen unentbehrlich sind, entwickelte er eine Versuchsdiät aus Kohlenhydraten, Fett, Eiweiß und Salzen; er stellte fest, daß damit gefütterte Tiere nicht gedeihen — jedoch unter Zugabe auch nur geringer Mengen Milch setzten Wachstum und Entwicklung wieder ein. Dies gelang auch mit aus Milch gewonnenen Extrakten.

1909 konnte für Brot die gleiche Wirksamkeit bewiesen werden — was haben die Leute damals noch für wertvolles Brot gehabt!

Im Jahre 1912 hat Funk dann endgültig die Krankheiten Beriberi, Skorbut, Rachitis und Pellagra als Mangelkrankheiten diagnostiziert. Die Nahrungsbestandteile, die fehlten, nannte er dann Vitamine. Mit diesen Arbeiten krönte er sozusagen die erste Phase der Vitamingeschichte und führte über zur zweiten.

Die zweite Phase
In dieser zweiten Periode, die zeitlich zwischen den beiden Weltkriegen liegt, wurde eine ganze Reihe von Vitaminen in reiner Form aus Naturprodukten gewonnen. Ihre chemische Beschaffenheit und Zusammensetzung konnte definiert werden, manche wurden sogar schon zu der Zeit synthetisch, also künstlich im Labor, hergestellt.

In diese Zeit fiel die Entdeckung und Bestimmung der Vitamine A, B₁, B₂, C, D, E und K.

Die dritte Phase
In die dritte Periode, die ab dem Jahre 1940 begann und noch nicht beendet ist, fällt die weitere Bestimmung der Vitamine

Folsäure
Pantothensäure
Niacin
B₆, B₁₂
Biotin

Auch die verschiedenen Wirkformen der Vitamine konnten identifiziert werden — es gibt z. B. drei verschiedene Vitamine K, aber nur eines entfaltet volle Vitaminwirkung — und es setzte eine regelrechte medizinische Vitaminforschung ein. Die Ergebnisse dieser Forschung sind u. a.:

● durchblutungsfördernde Mittel auf Basis des Niacins
● Mittel gegen Psoriasis auf Basis des Vitamins A
● Mittel gegen Akne, ebenfalls auf Vitamin-A-Basis
● Mittel zur Bekämpfung verschiedener Hautkrebsarten bzw. Oberflächentumore auf Vitamin-A-Basis
● Wundheilungsmittel auf Pantothensäure-Basis
● Kosmetika gegen vorzeitige Hautalterung auf Basis der Vitamine A, E und Pantothensäure
● Mittel, die die Knochenerweichung bei Patienten an der künstlichen Niere verhindern, auf Vitamin-D-Basis.

Ja, Vitamine selbst werden seitdem in sogenannter therapeutischer Dosis mit großartigen Erfolgen von Medizinern eingesetzt. Manche Spritze, die vom Arzt gegen bestimmte Beschwerden gesetzt wird, besteht »einfach« nur aus Vitaminen. Die Vitaminforschung weiß heute recht genau zu bestimmen, wo ein Vitamin-Mangel vorliegt, was eventuell zuviel des Guten ist, aber auch, wo noch Mängel versteckt sind. Diese Erkenntnisse haben sich besonders die Sportmediziner zu eigen gemacht. Alle diese Erkenntnisse sind in dem folgenden Kapitel, das die einzelnen Vitamine und ihre Wirkungen beschreibt, dargestellt.

Lediglich ein ganz spezielles Vitamin, das berühmte

Vitamin »B«(eziehungen),

das hilft, rasche Erfolge im Beruf oder sonstwo zu erringen, ist in diesem Buch nicht berücksichtigt.

Die
Vitamine

Noch ein paar Worte zu den folgenden Einzeldarstellungen der Vitamine, die nach dieser Einteilung gegliedert sind:

1. *Bezeichnung* des Vitamins sowie dessen gebräuchliche Synonyme. Z.B. wird Vitamin C auch Ascorbinsäure oder Antiskorbutfaktor genannt. Unter dieser Überschrift wird auch die genaue wissenschaftliche Bezeichnung erwähnt.

2. *Die Aufgaben* des Vitamins im Organismus, welche Körper- und Nervenfunktionen durch das Vitamin angeregt oder überhaupt erst ermöglicht werden.

3. *Die Zufuhrempfehlung*, d.h. die Menge des Vitamins, die mit der Nahrung oder eventuell ergänzend zur Nahrung durch Präparate insgesamt eingenommen werden sollte. Die Angaben sind aufgeführt in
mg = Milligramm = Tausendstel-Gramm und
mkg = Mikrogramm = Millionstel-Gramm

4. *Mangelrisiken* und *Mangelerscheinungen* des Vitamins. In welchen Situationen kann die Versorgung kritisch sein, und wann wird dies möglicherweise krankheitsbildend?

5. Probleme der *Überdosierung*. Kann man zuviel von diesem Vitamin einnehmen? Wenn ja, welche Gefahr besteht und vor allem, wo beginnt sie?

6. Die Verwendung dieses Vitamins in *Medizin und Therapie*. Was sagen Arzt und Apotheker zum Nutzen dieses Vitamins?

DIE FETTLÖSLICHEN VITAMINE

Vitamin A

Bezeichnung und Vorkommen

Wissenschaftler und Mediziner nennen Vitamin A auch Retinol. Es wird aber auch Axerophtol oder antiinfektiöses Vitamin oder Epithelschutz-Vitamin genannt.

Der Begriff Vitamin A selbst bezeichnet eine ganze Reihe unterschiedlicher, verschiedener Substanzen, die auch Vitamere genannt werden. Dies erklärt unter anderem die zum Teil völlig unterschiedlichen Wirkungen des Vitamin A im Organismus.

In der Natur kommt Vitamin A nur in Lebensmitteln tierischen Ursprungs vor. Bei Fleischwaren findet sich Vitamin A zu über 90% in der Leber. Vitamin A ist jedoch auch reichlich im Fleisch von Fischen und Meeressäugetieren enthalten. Verhältnismäßig konzentriert findet es sich auch in Milch und Eiern. In pflanzlicher Nahrung kommen nur die Vorstufen des Vitamin A, die sogenannten Karotinoide, vor. Das bekannteste Karotinoid ist das Beta-Karotin, von dem später noch die Rede sein wird. Im Gegensatz zum Kaninchen kann der Mensch die Karotinoide, die auch gern als Pro-Vitamin A bezeichnet werden, nur zu einem geringen Teil im Organismus in Vitamin A umwandeln. Wer also nur Pflanzenkost zu sich nimmt, muß dies in größeren Mengen tun, um die notwendige Menge Vitamin A, die sein Körper braucht, zu sich zu nehmen.

Im allgemeinen wird der Vitamin-A-Gehalt von Speisen und Arzneimitteln mit Einheiten angegeben (I.E.). Eine Einheit Vitamin A bedeutet 0,3 Mikrogramm Retinol oder umgekehrt, 3,33 Einheiten Vitamin A sind gleich 1 Mikrogramm.

Die Aufgaben im Organismus

Vitamin A findet sich in kleinen und kleinsten Mengen in den meisten Körperorganen, in der Muskulatur und in den Körperflüssigkeiten. Zu über 90% wird es in der Leber gespeichert. Dies gewährleistet eine kontinuierliche Versorgung des Organismus mit Vitamin A.

Da Vitamin A ein fettlösliches Vitamin ist, kann es im Körper nur in Anwesenheit von Fett oder mit Hilfe der Galle aufgenommen werden. Bei sogenannten Fettresorptionsstörungen, das sind Störungen der Galle oder der Bauchspeicheldrüse, kann es daher bei Vitamin A wie auch bei anderen fettlöslichen Vitaminen zu Mangelerscheinungen kommen.

Wichtig für die Augen

Eine der wichtigsten Funktionen des Vitamin A ist die Beteiligung am Sehvorgang, da es eine wichtige Rolle bei der Wahrnehmung von Licht spielt. In den Lichtempfängern der Netzhaut (Stäbchen und Zapfen) ist Vitamin A mit speziellen Eiweißkörpern verbunden, mit denen es Seh-Pigmente bildet. Mit diesen verschiedenen Eiweißkomponenten geht das Vitamin A Verbindungen ein und bildet so zum Beispiel den Seh-Purpur. Bei Störungen in diesem Bereich kann es u.a. zu Problemen bei der

Hell-Dunkel-Adaption kommen, das heißt die Eingewöhnungszeit des Auges beim Übertritt von helle in dunkle Räume (oder umgekehrt) ist entweder sehr lang oder fast gar nicht mehr gegeben.

Wichtig für das Wachstum
Vitamin A stimuliert das Wachstum und ist zuständig bei der Zellneubildung.

Wichtig für die Haut
Vitamin A ist notwendig zur normalen Entwicklung der äußeren Hautgewebe (Haut, Schleimhaut und Hautdrüsen), sowie zur Aufrechterhaltung ihrer Funktion. Die Funktion der Haut erklärt sich am besten mit dem Begriff Zelldifferenzierung; das bedeutet, daß ohne ausreichend Vitamin A im Organismus die Neubildung der jeweils benötigten Zellen gestört ist. Die Verteilung und Struktur der Zellen in der Haut befindet sich in einem komplizierten Gleichgewicht. Neben einer Vielzahl von sogenannten Basalzellen, das sind Zellen, die der Haut nach außen hin Festigkeit und Halt geben (und zum Beispiel an den Fußballen bis zu zentimeterdicke Hornschichten bilden), gibt es schleimproduzierende Zellen oder sekretabsondernde Zellen usw. Vitamin A sorgt nun als Differenzierungsvitamin dafür, daß dieses Gleichgewicht erhalten bleibt und es z. B. nicht zu einer Wucherung der Basalzellen auf Kosten anderer Zellen kommt.

Tritt auf Dauer ein Mangel an Vitamin A auf, kommt es zu einem stetigen Wachstum dieser Basalzellen, die dann nach außen hin verhornen und die anderen Zellen immer mehr ersetzen bzw. überdecken. Dieser Vorgang des höchst sensiblen Balancehaltens gilt nicht nur für die äußere Haut, sondern auch für die inneren, wie z. B. die

Schleimhäute in der Nase und am Auge, im gleichen Maße aber auch für die in Bronchien und Lunge oder auch in Magen, Darm oder Harnwegen.

So kann man das Vitamin A auch als »Abdichtungsvitamin« der gesamten Haut- und Gewebsoberflächen bezeichnen. Das erklärt auch die erhöhte Abwehrbereitschaft gegenüber Infektionen, speziell der Schleimhäute in den Atmungswegen, in Augen, Ohren, im Urogenital- und im Magen-Darmtrakt. Andererseits sorgen die Differenzierungsaufgaben des Vitamin A dafür, daß mögliche Zellwucherungen kontrolliert werden können (was die Bedeutsamkeit von Vitamin A bei der Krebsvorsorge erklärt).

Zufuhrempfehlungen
Für den gesunden Menschen werden folgende Mengen an Vitamin-A-Zufuhr pro Tag empfohlen:
● Kinder bis zu einem 1/2 Jahr 1.400 Einheiten,
● bis zu 3 Jahren 2.000 Einheiten,
● 4—6 Jahre 2.500 Einheiten,
● Schulkinder rund 3.300 Einheiten.
● Jugendliche und Männer sollten täglich 5.000 Einheiten Vitamin A zu sich nehmen.
● Jugendliche und erwachsene Frauen rund 4.000 Einheiten.
● Schwangere Frauen sollten diese Zufuhr um 1.000 Einheiten erhöhen und Stillende gar um 2.000 Einheiten.

Vitamin-A-Mangel
Das Hauptrisiko eines Vitamin-A-Mangels liegt in falscher Ernährung. Ein weiteres Mangelrisiko kann in sogenannten Resorptionsstörungen liegen. Sie können vor-

liegen bei sämtlichen Erkrankungen des Magen-Darmtraktes, aber auch Leberstörungen, wie z. B. Leberzirrhose, führen eindeutig zum Mangelrisiko. Eines der ersten Symptome eines beginnenden Vitamin-A-Mangels ist — wie bereits geschildert — eine Störung der Hell-Dunkel-Adaptionsfähigkeit des Auges sowie Nachtblindheit, meistens verbunden mit einer ausgeprägten Blendempfindlichkeit. Bei Kindern kann der Mediziner einen Vitamin-A-Mangel durch Wachstumsstörungen diagnostizieren. Ein weiteres Indiz für eine bestehende Unterversorgung können plötzlich auftretende, akneartige Hautveränderungen sein. Anhaltender Vitamin-A-Mangel führt zu Störungen der Bildung von Tränenflüssigkeit im Auge, damit zu einer Eintrocknung der Bindehaut mit folgender Entzündung. Dies kann noch in der Frühphase des Mangels bis zu einer Erkrankung des gesamten Augapfels führen. Weitere Symptome des fortschreitenden Vitamin-A-Mangels sind Veränderung der Haut und Schleimhaut infolge der Wucherung der hornbildenden Zellen. Das geht dann in aller Regel schon einher mit einer erhöhten Infektanfälligkeit, sowie Störungen des Geschmacks-, Geruchs- und Gehörempfindens.

Die Haut selbst trocknet aus, verhornt, schuppt ab und verfärbt sich. Fingernägel und Haare werden brüchig und fallen aus. Diese außen sichtbaren Prozesse finden auch im Inneren des Körpers statt. Es kommt dadurch zu Beeinträchtigungen des Allgemeinbefindens, die sich z. B. in Appetitlosigkeit und Müdigkeit zeigen.

Bei Säuglingen kann ein Mangel an Vitamin A schon ab dem 2. Lebensmonat auftreten und sichtbar werden. Erste Symptome sind hier für die Mutter trockene und schuppende Haut, einsetzende Bewegungsarmut und unbefriedigende Gewichtszunahme.

Überdosierung

Akute und chronische Überdosierung von Vitamin A kann auf Dauer zu Vergiftungen führen, die jedoch sehr selten vorkommen. Eine richtiggehende Vergiftung mit Vitamin A wurde erstmals an Polarforschern beobachtet — nach Genuß von Eisbärleber. Da diese pro Kilogramm mehrere Millionen Einheiten Vitamin A enthält, ist die Vergiftung jedoch nicht weiter verwunderlich. Sogenannte Schwellenwerte für den Übergang von unbedenklicher zu bedenklicher Zunahme sind sehr schwer zu finden und zu benennen, da sie sehr stark von Alter, Ernährungszustand und körperlicher Aktivität des Menschen abhängen. Gleichfalls spielt eine Rolle, wie lange solche überhöhten Dosen aufgenommen werden. Bei einmaliger Einnahme liegen Überdosierungen vor:

● bei Erwachsenen ab 2 Millionen Einheiten
● bei Säuglingen ab 200.000 Einheiten.
● Eine dauerhafte Überdosierung bei langfristiger Einnahme von Vitamin A kann ab Dosen von 30.000 Einheiten pro Tag auftreten.

Für einen gesunden Normalbürger gilt daher eine Aufnahmegrenze zwischen 10.000 und 15.000 Einheiten Vitamin A pro Tag. Darüber hinausgehende Mengen sollten mit dem Arzt abgesprochen werden.

Symptome der Überdosierung

Zeichen einer Überdosierung, einer sogenannten Hypervitaminose, sind beim Erwachsenen Kopfschmerzen, Mattigkeit, Schwindelerscheinungen, Übelkeit und Erbrechen. Beim Säugling fällt eine unnatürliche Blässe auf sowie eine Vorwölbung der Fontanellen, weil der Druck der Hirnflüssigkeit ansteigt, wie z. B. bei einer Meningitis (Hirnhautentzündung). Zeichen einer sogenannten chro-

34

nischen Hypervitaminose A, das heißt einer dauerhaft bestehenden Überversorgung mit Vitamin A, sind Müdigkeit, Übererregbarkeit, Schlafstörungen, Übelkeit, Erbrechen, Magersucht, Hautjucken, Haarausfall, spröde/rissige Lippen, Leberschwellungen und Knochenschmerzen im Bereich der Arm- und Beingelenke.

Eine Vergiftung mit Vitamin A ist stets reversibel, das heißt, die akuten Symptome verschwinden bereits 2 bis 3 Tage nach Abbruch der überhöhten Zufuhr. Eine weitere Behandlung ist in aller Regel nicht notwendig.

Medizin und Therapie
Vitamin-A-haltige Präparate werden vom Arzt und Apotheker verschrieben bzw. empfohlen bei Erkrankungen der Augen, bei Nachtblindheit, bei Haut-, Haar- und Nagelveränderungen und bei besonderer Anfälligkeit gegenüber Infektionen. Vitamin A wird empfohlen bei Veränderungen und Defekten an den Schleimhäuten der oberen und unteren Atemwege (z. B. bei chronischem, trockenem Schnupfen oder dauerhafter Bronchitis, sowie bei Störungen des Magen-Darmtraktes, z. B. Entzündung der Magenschleimhäute oder der Darmschleimhäute); ebenso zur Unterstützung der Selbstheilungsfähigkeit der Haut, z. B. bei Akne, sowie Verhornungsstörungen. Vitamin A kann bei Geruchs- und Geschmacksstörungen helfen sowie bei der Behandlung der Innenohr-Schwerhörigkeit. Es ist außerdem sehr hilfreich bei der raschen Genesung von Hörstürzen. Neuerdings wird Vitamin A auch mit Erfolg bei verschiedenen bösartigen Erkrankungen der Hautoberflächen eingesetzt. (Für all die hier genannten Anwendungsbereiche gilt nicht unbedingt, daß die Beschwerden durch Vitamin-A-Mangel ausgelöst wurden.)

Beta-Carotin

Bezeichnung und Vorkommen

Beta-Carotin gehört zu den sogenannten Carotinoiden, das sind natürliche, im Pflanzenreich vorkommende rote Farbstoffe. Gleichzeitig ist Beta-Carotin ein sogenanntes Pro-Vitamin A, was bedeutet, daß der menschliche Organismus in der Lage ist, Beta-Carotin in Vitamin A umzuwandeln und somit den verschiedenen Stoffwechsel-Reaktionen zur Verfügung zu stellen.

Beta-Carotin ist eine wesentliche Quelle für die natürliche Vitamin-A-Versorgung des Menschen, wobei die individuellen Ernährungsgewohnheiten eine wichtige Rolle spielen. Da der menschliche Organismus nicht in der Lage ist, sämtliches mit der Nahrung aufgenommenes Beta-Carotin zu Vitamin A zu verwandeln, muß zur Bedarfsdeckung entweder eine überaus reiche pflanzliche Kost zu sich genommen werden oder, ergänzend dazu, Nahrungsmittel tierischer Herkunft, die Vitamin A enthalten.

Man geht heute davon aus, daß lediglich ungefähr 10—20% des Nahrungs-Beta-Carotins zu Vitamin A umgewandelt werden können. Mit Beta-Carotin kann also keine Vitamin-A-Überversorgung ausgelöst werden. Überschüssiges Beta-Carotin wird in freier Form in die Körperflüssigkeiten des Menschen überführt, ohne in Vitamin A umgewandelt zu werden. Es gilt als sichergestellt, daß dieses freie Beta-Carotin (über seine Funktionen als Pro-Vitamin A hinaus) wichtige Aufgaben im Organismus und im Stoffwechsel erfüllt.

Wichtig für Raucher!

Studien an größeren Bevölkerungsgruppen weisen darauf hin, daß eine gute Beta-Carotin-Versorgung des Menschen das Krebs-Risiko deutlich senken kann. Das betrifft vor allem den Bereich verschiedener Krebserkrankungen der Lunge, was bedeutet, daß Raucher ihr Risiko, an Lungenkrebs zu erkranken, mildern können. Erklärt wird dieses Phänomen durch Wirkungsmechanismen des Beta-Carotins:

1. wirkt Beta-Carotin im Organismus als Antioxidans, d. h. es vermag verschiedene Stoffgruppen, vor allem im Bereich der Zellmembran, vor schädlichen Sauerstoff-Reaktionen zu schützen, und

2. wirkt Beta-Carotin als Radikalfänger, d. h. es bindet schädliche Sauerstoff- und Schwermetallverbindungen an sich und scheidet sie aus.

Diese beiden Schutzfunktionen übt das Beta-Carotin zum einen im Sinne eines Abdichtungseffektes an der Zellmembran aus, und zum anderen kann es bestehende schädliche Prozesse, sogenannte Radikalkettenreaktionen, unterbrechen.

Dies spielt z. B. eine große Rolle im Bereich der Haut, wo Beta-Carotin vor sogenannten phototoxischen Prozessen schützt (Kettenreaktionen, die durch Licht, insbesondere durch UV-Licht — denken Sie dabei an das Ozon-Loch und den Urlaub im Süden — hervorgerufen werden).

Zur Vorbeugung für Raucher und Sonnenanbeter

In diesem Sinne ist Beta-Carotin in einer Reihe mit den Schutz-Vitaminen E und C und dem Spurenelement Selen als schützende und vorbeugende Substanz zu sehen. Hieraus leitet sich auch die Empfehlung zur täglichen Aufnahme von 5—15 mg Beta-Carotin ab. Dies gilt insbesondere für Raucher und nicht mehr ganz junge Sonnenanbeter.

Vitamin D

Bezeichnung und Vorkommen
Vitamin D ist eigentlich ein »historischer« Begriff, der ein Gemisch der Vitamine D₂, vom Mediziner Calziferol genannt, und Vitamin D₃, vom Mediziner Cholecalziferol oder neuerdings auch Calziol genannt, umfaßt.

Aufgrund seines ganz speziellen Wirkungsmechanismus wird Vitamin D auch antirachitisches Vitamin genannt. Aufgrund neuester Forschungsergebnisse, die darauf hindeuten, daß dieses Vitamin im strengen Sinne eigentlich keines ist, sondern vielmehr der Gruppe der Hormone zugeordnet werden muß, wird es auch als Hormon-Vitamin D bezeichnet. Wie alle anderen fettlöslichen Vitamine kommt Vitamin D sehr stark in Fetten und Ölen tierischen Ursprungs vor, z.B. im Lebertran, aber auch in Schweinespeck, Fischleber, Eiern, Milch und Butter. Der Organismus eines gesunden Menschen ist in der Lage, die benötigte Menge Vitamin D selbst herzustellen: Unter Einwirkung von Sonnenlicht bildet die Haut Vitamin D₃ in absolut ausreichender Menge.

Die Aufgaben im Organismus
Die Hauptaufgaben des Vitamin D sind neben der allgemein bekannten Funktion im Knochen, im Bereich des Dünndarms, in den Nieren, in der Nebenschilddrüse und im Lymphsystem zu sehen. Zusätzlich kommen dem Vitamin D gewisse Funktionen im Gehirn zu. Kurzgefaßt kann man sagen, daß Vitamin D zuständig ist für die Ausgewogenheit des Calcium- und Phosphorstoffwechsels

im Organismus, also z. B. für den gesunden Knochenbau unerläßlich ist. Vitamin D sorgt dafür, daß eine stets gleichbleibende Menge freien Calciums im Blutplasma enthalten ist. Vitamin D steuert und reguliert auch die Ausscheidung von Phosphor. Im Organismus muß Vitamin D durch einen Verstoffwechselungsprozeß aktiviert werden. Es wird in der Leber mit Hilfe von Enzymen umgesetzt, woraus dann in der Niere eine bestimmte Form des Vitamin D entsteht, ein sogenanntes Derivat. Dieses Derivat hat eindeutig Hormoneigenschaften (es wird im Organismus gebildet, die Zielorgane liegen aber entfernt von der Stelle der Produktion, und die Produktion selbst ist reguliert). Die verschiedenen Wirkungsmechanismen des Vitamin D und seines Hormonderivates sind gleichermaßen filigran und faszinierend:

Vitamin D erhöht den Calciumdurchstrom durch die Darmzellen. Dadurch erhöhen sich in der Darmzelle zwar die Calciumkonzentrationen in einen für die Zelle selbst schädlichen Bereich. Gleichzeitig schützt Vitamin D die Zelle aber auch gegen diesen Einfluß, indem es im Zellkern selbst die Synthese eines Calcium-bindenden Eiweißkörpers steuert und anregt, der die Zelle wiederum schützt.

Wichtig für Knochen und Dickdarm
Dieser Mechanismus ist u. a. deswegen so interessant, weil dadurch erklärt werden kann, warum Menschen mit ausreichend hoher Vitamin-D-Zufuhr oder -Eigenproduktion weniger häufig an Dickdarmkrebs erkranken, als Personen mit zu niedriger Vitamin-D-Versorgung.
Am Knochen selbst zeigt Vitamin D sowohl einen direkten wie auch einen indirekten Effekt. Direkt steuert Vitamin D die räumliche Anordnung der Knochenfasern,

sortiert sie also sinnvoll. Indirekt stimuliert Vitamin D die Knochenresorption, d. h. es verstärkt die Mineralisierung des Knochens. Dadurch erfolgt ein ständiger Knochenumbau mit der jeweiligen Ausrichtung auf die Schwerelinien; dadurch hilft Vitamin D den Knochen, sich an veränderte mechanische Belastungen anzupassen.

Ebenso wie Vitamin A hat auch Vitamin D Funktionen bei der Zelldifferenzierung: Es sorgt dafür, daß der Organismus die richtige Menge der jeweils notwendigen Zellen bildet. Im Falle des Vitamin D konzentriert sich diese Funktion besonders im Bereich der Muskulatur und der mit dem Immunsystem befaßten Zellen. Somit ist Vitamin D auch für die Regulierung des Immunsystems (mit) zuständig.

Zufuhrempfehlungen

Vitamin D wird, wie Vitamin A, in internationalen Einheiten angegeben, wobei eine Einheit Vitamin D die biologische Vitamin-D-Wirkung bezeichnet. Eine Einheit Vitamin D entspricht 0,025 Mikrogramm Vitamin D oder umgekehrt: 1 Milligramm Vitamin D entspricht 40.000 Einheiten.

Eine Unterscheidung zwischen Vitamin D_2 und Vitamin D_3 erfolgt in aller Regel nicht. Für den normalen Stoffwechsel eines gesunden Menschen werden folgende Vitamin-D-Dosen empfohlen:

● Kinder aller Altersstufen täglich 400 Einheiten oder 10 Mikrogramm Vitamin D.
● Erwachsene Männer und Frauen sollten die gleiche Menge Vitamin D zu sich nehmen.
● Schwangere und stillende Frauen sollten ihre Tageszufuhr um 200 Einheiten erhöhen.

Da der Körper seine eigene Vitamin-D-Bildung selbst steuert, sind diese Dosierungen völlig ungefährlich. Unabhängig von diesen Zufuhrempfehlungen gibt es gewisse Dosierungsempfehlungen für die Rachitis-Problematik:

● Spezifisch auf die Situation des Kindes bezogen, empfehlen Mediziner Tagesdosen von 500—1.000 Einheiten Vitamin D zur Rachitis-Prophylaxe. Ist der Säugling aber ansonsten gesund und auch viel an der frischen Luft, ist diese vorbeugende Maßnahme nicht unbedingt sinnvoll.

● Therapeutisch bei bereits bestehender Rachitis wird für den Säugling eine Tagesdosis von 5.000 Einheiten bis zu 10.000 Einheiten je nach Körpergewicht empfohlen.

● Bei der Spätrachitis, also rachitischer Erkrankung schon älterer Kinder, wird eine Tagesdosis von 15.000 Einheiten angegeben.

● Bei der Osteomalazie, das ist die Rachitis der Erwachsenen, wird eine Tagesdosis von 10.000 Einheiten angegeben.

Vitamin-D-Mangel
Der Vitamin-D-Mangel kann verschiedene Ursachen haben. An allererster Stelle steht die ungenügende Eigensynthese der Haut, meistens verursacht durch mangelnden Aufenthalt an frischer Luft und fehlende Sonnenbestrahlung. Eine weitere Ursache kann Fehlernährung sein. Seltener sind Aufnahmestörungen durch den Körper: Der Grund hierfür sind in aller Regel Erkrankungen des Magen-Darmbereiches oder generell das organische Unvermögen, Fette aufzunehmen oder abzubauen (z. B. durch Störungen der Gallenfunktion oder der Bauchspeicheldrüse). Ein weiterer — sehr seltener Grund (etwa

1:100.000 Personen) — kann sein, daß der Organismus nicht in der Lage ist, die wirkenden Formen des Vitamin D in Leber oder Niere herzustellen. Ein Vitamin-D-Mangel führt beim Kind stets zur Rachitis (früher auch als englische Krankheit bezeichnet). Eine Krankheit, die zu Beginn der Industrialisierung in England in gehäufter Form beobachtet wurde, als noch Kinderarbeit praktiziert wurde.

Rachitis
Infolge der mangelnden Kalkeinlagerungen im Knochensystem gelingt es den Knochen nicht, die notwendige Härte zu erreichen. Das äußert sich beim Kleinkind in verzögertem Fontanellenschluß, d. h. die einzelnen Schädelknochen vermögen nicht zusammmenzuwachsen. Es kommt zu Auftreibungen im Bereich des Brustbeines, zu Verformungen des Schädels, des Brustkorbes und der Wirbelsäule und, vor allem, zu Verformungen der Beine, die extreme O-Beine verursachen. Die Knochen neigen viel leichter zu Brüchen, Milchzähne oder auch die zweiten Zähne brechen wesentlich später durch, es kommt zu Kieferdeformierungen, zu Zahn-Fehlstellungen und Flecken am Zahnschmelz. Auch nach Ausheilung der Rachitis bleibt ein Großteil der Schädigungen des Knochensystems bestehen.

Erweichung des Skeletts
Der Vitamin-D-Mangel beim Erwachsenen beginnt mit einer gewissen Muskelschwäche sowie einer erhöhten Infektanfälligkeit. Später kommt es zum Bild der sogenannten Osteomalazie, einer vollständigen Erweichung und Erkrankung des gesamten Skelettsystems. Im Vordergrund stehen dabei Schmerzen im Bereich des Brustkorbes, der Schultern, Hüften, Schenkel, sowie der Arme

und Füße. Die Muskelschwäche schreitet fort. Es kommt zu auffälligen Verformungen des Knochengerüsts. Beim Jugendlichen z. B. zur Bildung einer Trichterbrust, bei Frauen verformt sich das Becken zu einer Art von Kartenherzform, besonders in der Zeit nach dem Klimakterium kommt es zu Watschelgang, Spontanbrüchen, besonders der Oberschenkelknochen. Auch beim Erwachsenen ist die Ausheilung der Knochenerweichung durch Gaben von Vitamin D nicht mit einer vollständigen Rückbildung der Schäden des Skelettsystems verbunden.

Überdosierung

Die Überdosierung von Vitamin D ist relativ gefährlich. Deshalb sollten die vorgenannten Dosierungsleitlinien eingehalten werden. Darüber hinausgehend zeigen sich die Anfangssymptome einer Vitamin-D-Überversorgung durch Schwäche, Müdigkeit, Erbrechen und Durchfall. Aufgrund der Stoffwechselwege des Vitamin D kommt es zu Nierenfunktionsstörungen. Eine dauerhafte Überdosierung des Vitamin D führt in jedem Falle zu Calciumablagerungen im Gewebe — insbesondere zu einer Verkalkung der Nierenrinde, der Herzmuskulatur und der Herzkranzgefäße, sowie von Lunge und Bauchspeicheldrüse. Die Gefahr von erhöhten Calciumspiegeln im Blut und Blutplasma besteht bereits bei dauernder geringfügiger Überschreitung der Dosierungsrichtlinien, die ebenfalls langfristig zu den oben genannten Erscheinungen führen können. Diese krankhaften Veränderungen sind ebenso wie die Veränderungen durch Vitamin-D-Mangel kaum rückgängig zu machen.

Eine Behandlung mit Vitamin D sollte stets mit dem Arzt oder Apotheker abgesprochen sein.

Es ist auch zu empfehlen, bei der Selbstmedikation mit Vitaminpräparaten nur solche einzunehmen, die kein Vitamin D enthalten. Dies gilt zum einen aufgrund des hohen Gefährdungspotentials und zum anderen vor allem auch deswegen, weil die Symptome eines Vitamin-D-Mangels beim Erwachsenen (und insbesondere bei Frauen während oder nach den Wechseljahren) den Symptomen eines Calcium-Mangels sehr ähnlich sind. Sicherheit gibt — neben einer ausführlichen Überprüfung der Ernährungsgewohnheiten — eine Blutuntersuchung.

Da der Calcium- und Vitamin-D-Stoffwechsel ganz eng mit dem Phosphorstoffwechsel und mit der Versorgungslage mit Vitamin C zusammenhängt, darf keineswegs vorschnell auf einen Vitamin-D-Mangel geschlossen werden.

Medizin und Therapie
Therapeutisch findet Vitamin D hauptsächlich Anwendung in der Rachitis-Vorbeugung und -Therapie und in der Behandlung der Knochenerweichung. Niedrig dosierte Gaben von Vitamin D dienen außerdem der Deckung des Mehrbedarfs während der Schwangerschaft und Stillzeit. Da Vitamin-D-Mangel neuerdings immer wieder mit verschiedenen bösartigen Erkrankungen des Darmsystems in Zusammenhang gebracht wird, gehen immer mehr Ärzte dazu über, nach einer ausführlichen Überprüfung des Ernährungszustandes und des Blutbildes geringe Dosen von Vitamin D vorbeugend bei Männern und Frauen über 50 Jahren zu empfehlen.

Diese Therapie sollte allerdings keinesfalls durch Selbstmedikation erfolgen.

Vitamin E

Bezeichnung und Vorkommen

Vitamin E wurde 1922 als ein Faktor in der Nahrung entdeckt, dessen Fehlen die Fortpflanzungsfähigkeit bei Tieren stört. Deshalb wird Vitamin E auch das Fruchtbarkeitsvitamin genannt. Wissenschaftler nennen Vitamin E Tocopherol, wobei Vitamin E der Gruppenname für eine ganze Reihe dieser Tocopherole ist, die alle eine unterschiedlich große biologische Wirksamkeit besitzen.

Aufgrund seiner überlegenen Eigenschaften wird heute allgemein α-Tocopherol benutzt. In einer chemischen Verbindung mit Essigsäure findet es als DL-α-Tocopherolacetat Eingang in Lebensmittel und pharmazeutische Produkte.

Vitamin E ist in fast allen grünen Pflanzen zu finden. Reichlich vorhanden ist es ebenfalls in Getreide, Reis, Mais, Nüssen, somit auch in Vollkornbrot und Vollkornflocken, außerdem in Blattgemüse.

In Lebensmitteln ist eine der wichtigsten Funktionen des Vitamin E seine Wirkung als Antioxidans, d. h. es verhindert die Reaktion anderer Bestandteile mit Sauerstoff, z. B. also das Ranzigwerden von Butter oder Margarine. Diese Funktion nutzt die Natur, indem sie z. B. die Konzentration von Vitamin E in Samenkörnern sehr hoch ansetzt. In pflanzlichen Ölen ist deswegen auch die Konzentration von Vitamin E abhängig von der Konzentration an ungesättigten Fettsäuren.

Das bedeutet, je höher der Anteil von Vitamin E, desto

gesünder das Öl. Vitamin E verhindert die Zerstörung der ungesättigten Fettsäuren bis zu einem gewissen Maße — und ungesättigte Fettsäuren sind für die Gesundheit des menschlichen Organismus äußerst wichtig.

Hohen Gehalt an Vitamin E weisen Weizenkeim-, Reiskeim-, Baumwollsaat- und Sonnenblumen-Öl auf. Unter den tierischen Produkten enthalten Eier, Butter, Fett, Innereien und Fleisch hohe Vitamin-E-Anteile. Die Gewinnung von Vitamin E — auch für Arzneimittel — erfolgt stets auf der Basis von natürlichen Produkten. Arzneimittel, die mit dem Slogan »natürliches Vitamin E« ausgelobt werden, weisen keinen Vorteil gegenüber Produkten auf, die sich nicht damit rühmen.

Zufuhrempfehlungen
Die Deutsche Gesellschaft für Ernährung empfiehlt
● für Kinder bis zu einem halben Jahr 3 Milligramm Vitamin E,
● bis zu einem Jahr 4 Milligramm,
● 1—3jährige Kinder sollten 5 Milligramm zu sich nehmen,
● 4—6jährige Kinder 6 Milligramm,
● 7—10jährige 7 Milligramm.
● Jüngere Männer sollten 8 Milligramm Vitamin E täglich einnehmen,
● ältere Männer 10 Milligramm,
● Frauen sollten nach Meinung der DGE schon ab jugendlichem Alter nur 8 Milligramm Vitamin E zu sich nehmen. Dieser Bedarf erhöht sich bei schwangeren und stillenden Frauen um jeweils 2 bzw. 3 Milligramm.

Diese Werte sind ausreichend zur Aufrechterhaltung eines gesunden und normalen Stoffwechsels, nach übereinstimmender Ansicht vieler Ernährungswissenschaftler und Mediziner jedoch nicht, um bestimmten Zivilisationskrankheiten vorzubeugen.

Entfernt Umweltgifte aus dem Körper
Da dem Vitamin E eine überragende Rolle bei der Entfernung von Umweltgiften aus dem Körper zukommt, und es den menschlichen Organismus auch vor schädlichen Oxidationsprozessen zu schützen vermag, sollte der Speiseplan (notfalls ergänzt durch Vitamin-E-haltige Präparate aus der Apotheke) folgende Vitamin-E-Mengen enthalten:

● Gesund lebende Menschen, mit normalem Energieaufwand: 100 mg Vitamin E pro Tag.

● Wer in der Nähe von Industrie-Standorten lebt oder vermehrt Autoverkehr oder Lärmbelästigung ausgesetzt ist: 200—400 mg Vitamin E pro Tag.

● Wer zudem noch erheblichen körperlichen Belastungen ausgesetzt ist und berufs- oder alltagsbedingt unter starkem Streß steht: 400 mg Vitamin E pro Tag.

Diese Vitamin-E-Aufnahme sollte über den Tag verteilt erfolgen. Bei Aufenthalt in Regionen über 3.000 Meter Meereshöhe sollten »Flachlandtiroler« sogar bis zu 800 mg Vitamin E/Tag zu sich nehmen. Diese Dosierungen sind völlig unbedenklich!

Die Aufgaben im Organismus
Vitamin E kommt in allen Körpergeweben und Körperflüssigkeiten vor. Die Hauptwirkung des Vitamin E besteht darin, daß es als fettlösliches Antioxidans die Entstehung von giftigen Verbindungen aufgrund der Stoff-

wechselvorgänge im Organismus verhindert oder verzögert. Dabei schützt das Vitamin E direkt eine Reihe von Vitaminen, Hormonen und Enzymen. Das Vitamin E ist beteiligt am sogenannten Atmungsstoffwechsel — es steuert und beeinflußt die Sauerstoffverwertungsfähigkeit der Zellen und der Blutkörper.

Besondere Bedeutung kommt dem Vitamin E noch bei einer Reihe von enzymatischen Prozessen und Reaktionen im Körper zu: Ohne Vitamin E kann z. B. der Körper Phosphor und die essentielle Fettsäure Arachidonsäure nur ungenügend verstoffwechseln. Dabei reguliert Vitamin E die Bildung von Prostaglandinen, die die Funktionsfähigkeit der glatten Muskulatur (Gefäßwände, Bronchien, Darm, Gebärmutter) sehr stark beeinflussen. Die Prostaglandine regeln die Ausschüttung von Magensaft und Hormonen und nehmen Einfluß auf die Blutgerinnungsfähigkeit. Der Prostaglandinstoffwechsel und somit auch das Vitamin E werden neuerdings in engen Zusammenhang mit rheumatischen Prozessen gebracht. Damit erklärt sich auch, warum die entzündlichen Prozesse beim Rheuma und die damit verbundenen Schmerzen durch Vitamin-E-Zufuhr erträglicher werden können. Weiter besitzt Vitamin E folgende Wirkungen:

● Membranschutz
Vitamin E hält die Membranen sämtlicher Körperzellen intakt und schützt sie vor schädlichen sogenannten freien Radikalen. Freie Radikale sind für die Zellen schädliche Stoffwechselprodukte, die meistens aus einer Verbindung von Sauerstoff- und Schwermetallatomen bestehen. Freie Radikale entstehen vermehrt im Körper aufgrund der zunehmenden Umweltbelastung und nicht zuletzt aufgrund von Dauerstreß des Körpers.

● Vitamin E vermag der Arteriosklerose und anderen Gefäßerkrankungen vorzubeugen.

● Vitamin E beeinflußt Leber-, Lungen- und Hautkrankheiten positiv.

● Vitamin E fördert die körpereigene Abwehrreaktion und wirkt somit vorbeugend gegen Infektionen.

● Vitamin E reguliert und unterstützt den Stoffwechsel von Nukleinsäuren, Aminosäuren und Fettsäuren. Nukleinsäuren sind unter anderem Träger der Erbanlagen und gleichzeitig Schlüsselsubstanz zur körpereigenen Eiweißbildung. Aminosäuren sind zum einen Eiweißbausteine, zum anderen eine der wichtigsten Stoffgruppen für die Gesamtheit der Zwischenstufen des im Körper ablaufenden Stoffwechsels. Sie nehmen dabei Einfluß auf das Immunsystem, auf Schlaf- oder psychische Störungen und auf die Hormonausschüttung.
Fettsäuren sind unter anderem notwendig für die Energie-Bereitstellung und Energie-Entwicklung des Organismus.

● Vitamin E steigert die Fruchtbarkeit des Menschen und hält beim Manne die normale Hodenfunktion aufrecht. (Nicht mit einer Steigerung der Potenz zu verwechseln!)

● Aufgrund seiner chemischen Eigenschaften ist Vitamin E zusammen mit Vitamin C in der Lage, krebserregende Substanzen im Körper zu unterdrücken.

● Ganz neu sind Erkenntnisse, daß Vitamin E zusammen mit dem Vitamin B6 Frauen, die unter erheblichen Regelbeschwerden leiden, helfen kann.

Äußerliche Anwendung

Neben der Aufnahme durch die Nahrung kommt dem Vitamin E in jüngster Zeit auch Bedeutung bei der äußerlichen Anwendung in Form von Salben, Cremes oder Lotionen zu. Dabei entfaltet es auf der Haut biologische und kosmetische Wirkungen:

● Es vermag die Hautoberfläche zu glätten

● und steigert das Feuchthaltevermögen der Hornschicht der Haut.

● Es hat entzündungshemmenden Einfluß

● und reduziert zusammen mit Pantothensäure Bestrahlungsschäden durch schädliches UV-Licht.

● Es wirkt auch auf und in der Haut als Antioxidans und reduziert die Entwicklung freier Radikale in der Haut, die durch erhöhte Sonneneinstrahlung (Ozonloch!) entstehen. Wie im Organismus wird dem Vitamin E auch auf der Haut eine vorbeugende Wirkung vor verschiedenen Krebsformen zugeschrieben.

Vitamin-E-Mangel

Charakteristische Vitamin-E-Mangel-Erscheinungen sind beim Menschen sehr selten. In aller Regel tritt ein Vitamin-E-Mangel aufgrund der Allgegenwärtigkeit in den Grundnahrungsmitteln nur bei dauerhaften Verwertungsstörungen im Verdauungstrakt auf. Wie bei allen anderen fettlöslichen Vitaminen auch, ist eine Ursache z. B. das Unvermögen des Organismus, Fette aufzunehmen. Eine seltene, aber ausgeprägte Ursache für Vitamin-E-Mangel ist eine Blutbild-Stoffwechselstörung.

Da der menschliche Organismus über eine recht ausge-

prägte Speicherfähigkeit des Vitamin E verfügt, treten reine Mangelerscheinungen nur schleichend und verzögert auf.

Relativ häufig findet man beim frühgeborenen Säugling Vitamin-E-Mangelzustände, die sich vor allem in einer Blutarmut durch erhöhte Blutauflösung äußern und in Wasseransammlungen an Beinen, Genitalien und Augenlidern. Im »Brutkasten« erleiden Frühgeborene recht häufig aufgrund des erhöhten Sauerstoffdruckes eine akute Vitamin-E-Mangelkrankheit, die sich in krankhaft vermehrter Bildung faserigen Bindegewebes hinter der Augenlinse äußert. Bei Kindern mit energiearmer Eiweiß-Mangelernährung führt Vitamin-E-Mangel stets zu Blutarmut mit Enzymstoffwechselstörungen in der Leber. Andauernder Vitamin-E-Mangel führt beim erwachsenen Menschen zu krankhafter Blutauflösung, Muskelschwäche, Ablagerungen in der Haut sowie zu krankhaften Veränderungen im Rückenmark. Vitamin-E-Mangel erzeugt letztendlich Erkrankungen und krankhafte Veränderungen der Gefäßsysteme und im Fettgewebe sowie in der Leber und in den Keimdrüsen. Hinzu kommen Bindegewebsveränderungen und neurologische Störungen aufgrund des raschen Verfalls der sehr empfindlichen Nervenzellen.

Überdosierung
Überdosierungen mit Vitamin E sind nicht bekannt.

Neuerdings werden Blutgerinnungsstörungen bei Einnahmen von über 1.000 mg Vitamin E/Tag diskutiert. Die Erkenntnisse hierüber sind keineswegs eindeutig; Ergebnisse einer Gießener Forschungsgruppe, die bei Einnahmen von über 1.000 mg Vitamin E/Tag über Monate hinweg Nebenwirkungen, wie erhöhte Neigung zu Blutungen, Kopfschmerzen, Schwindelerscheinungen, feststellte, werden in der Fachwelt sehr kontrovers diskutiert.

Bei Einnahmen von weit mehr als 3.000 mg Vitamin E/Tag über einen längeren Zeitraum hinweg, wurden Effekte beobachtet, die einem Vitamin-E-Mangel sehr ähnlich sind. Dabei kam es zu Symptomen wie Durchfall oder Bauchkrämpfen, die aber mit der überhöhten Aufnahme dieses Nahrungsbestandteiles in Zusammenhang gebracht werden müssen. Nach Absetzen der überhöhten Zufuhr klingen diese Erscheinungen sofort ab. (Das ist ungefähr mit der überhöhten Aufnahme von Kochsalz zu vergleichen: Eine Prise ist gesund und wohlschmeckend, ein ganzer Teelöffel doch eher unbekömmlich.)

Eine Dosierungs- oder Zufuhrempfehlung von Vitamin E bis hin zu 800 mg ist völlig unbedenklich.

Medizin und Therapie
Mediziner verordnen und empfehlen Vitamin E bei Vitamin-E-Mangel infolge der bereits geschilderten Aufnahmestörungen und zur Deckung des erhöhten Bedarfs von Vitamin E bei Diäten mit einem hohen Anteil an mehrfach-ungesättigten Fetten. Vitamin E wird in jedem Falle als Zusatz bei künstlicher Ernährung durch Sonden oder Infusionen verabreicht. Außerdem ist Vitamin E eine Standard-Therapie bei der Behandlung und Versorgung von Frühgeborenen, sowie bei Blutarmut infolge beschleunigter Blutauflösung. Vitamin E wird bei verschiedenen Stoffwechselstörungen angewandt und bei der sogenannten »Schaufensterkrankheit«. Dabei handelt es sich um Gefäßverengungen in den Beinen, die derartig

schmerzhaft sind, daß die Betroffenen lediglich kleinste Wegstrecken ohne Unterbrechung zurücklegen können.

Vitamin E wird als Unterstützung der Therapie bei Muskel- und Bindegewebsschwächen angewandt. Darunter fallen zum Beispiel Erkrankungen des rheumatischen Formenkreises, aber auch die sogenannte Dupuytren-Kontraktur, eine Krankheit, die vornehmlich im Alter auftritt und bei der sich die Finger infolge Sehnenverkümmerung im Handteller klauenartig zusammenziehen. Gerade bei dieser Erkrankung, wie auch bei der Schaufensterkrankheit, konnten ganz erstaunliche Erfolge nachgewiesen werden. Bei Herz- und Kreislaufstörungen wird immer öfter die Therapie mit Digitalispräparaten durch die Gabe von Vitamin E sinnvoll ergänzt, da die Nebenwirkungen der Digitalispräparate durch Vitamin E deutlich gemindert werden können.

Ferner findet Vitamin E Anwendung bei männlichen Fortpflanzungsstörungen, wobei hiermit keinesfalls Erektionsschwächen gemeint sind, sondern eher Störungen der Spermienproduktion oder Störungen der Vitalität der Spermien. Neuerdings werden hier ganz hervorragende Erfolge in Kombination mit den Vitaminen A und C erreicht, da die beiden fettlöslichen Vitamine A und E positive Auswirkung auf die Keimdrüsen haben und das Vitamin C die Spermien-Beweglichkeit erheblich erhöht.

In der Neurologie wird Vitamin E bei Störungen des Nervensystems und bei fortschreitender Muskelschwäche angewandt.

Vitamin K

Bezeichnung und Vorkommen

Vitamin K, das auch als Gerinnungsvitamin bezeichnet wird, ist der Gattungsbegriff für sieben verschiedene biologisch wirksame K-Vitamine. Insbesondere die Vitamine K_1 (Phytomenadion), K_2 (Menachinon), K_3 (Menadion) und K_4 (Menadiol) haben Eingang in die Medizin gefunden.

Der Einfachheit halber wird hier weiterhin von Vitamin K die Rede sein.

Vitamin K wird vor allem in Pflanzen gebildet, bevorzugt in den grünen Blättern, wie z. B. Brennessel, Luzerne, Spinat und Kohl. Kartoffeln, aber auch einige Früchte wie Erdbeeren, Tomaten und Hagebutten enthalten reichlich Vitamin K. In Nahrungsmitteln tierischen Ursprungs findet man Vitamin K vor allem in Leber, Milch und Eiern. Den absolut höchsten Gehalt an Vitamin K in Fleisch findet man in Herz.
Vitamin K wird auch von den natürlicherweise im menschlichen Darm vorhandenen Bakterien gebildet.

Die Aufgaben im Organismus

Die wichtigste Funktion des Vitamin K ist seine Fähigkeit, die Blutgerinnung zu beeinflussen. Dabei wird Vitamin K zunächst in der Leber verstoffwechselt und zu einem Coenzym umgebaut. Dieses Vitamin-K-Coenzym aktiviert die inaktiven Vorstufen des Prothrombins. Prothrombin ist ein Plasma-Protein, das auch der sogenannte Faktor II der Blutgerinnung ist.

Vitamin K aktiviert weiterhin die Gerinnungsfaktoren VII, IX und X. Hierzu ist es wichtig zu wissen, daß das menschliche Blutgerinnungssystem einer der kompliziertesten biochemischen Stoffwechselvorgänge im menschlichen Organismus überhaupt ist. Damit es nicht irgendwo im Körper zu plötzlichen Blutungen oder Blutverklumpungen kommt, muß stets ein ganz kompliziertes Gleichgewicht zwischen den verschiedenen Gerinnungsfaktoren (man kennt zwölf davon) und dem Vitamin K gehalten werden.

Vitamin K sorgt für die Gerinnungsfähigkeit des Blutes
Kurzgefaßt kann man sagen, daß ohne Vitamin K das Blut keine Gerinnungsfähigkeit hat — ein Piekser mit einer Stecknadel könnte dann schon tödlich sein.
Nur unter der steuernden Einwirkung von Vitamin K ist der menschliche Körper in der Lage, bei Gefäßverletzungen Gerinnungsfaktoren in so fein abgestimmter Weise freizusetzen, daß sie lediglich örtlich wirkt — genau dort, wo es notwendig ist.

Die Bildung von Nierensteinen wird verhindert
Im Knochen kommen Proteine vor, deren Funktionieren von Vitamin K abhängig ist. Dieser Faktor spielt eine ganz besondere Rolle bei der Reifung und Mineralisierung des Knochengewebes. Vitamin K hat auch steuernde Funktionen im normalen Harn, in dem es das Auskristallisieren verschiedener Calcium-Verbindungen verhindert und somit die Bildung von Nierensteinen hemmt bzw. verhindert.

Eine weitere Aufgabe des Vitamin K ist es, in der Leber gewisse Stoffwechselfunktionen der Zell-Organellen zu steigern; ein Vorgang, der innerhalb der sogenannten Atmungskette, also dem Verwerten von Sauerstoff und der daraus folgenden Energiefreisetzung von großer Wichtigkeit ist.

Zufuhrempfehlungen

Der genaue tägliche Bedarf des Menschen an Vitamin K ist nicht exakt bekannt, zumal der Prozentsatz des im Darm hergestellten und verwerteten Vitamin K unbekannt ist. Zur Aufrechterhaltung eines normalen Stoffwechsels für den gesunden Menschen werden derzeit folgende Vitamin-K-Dosen empfohlen:

- Kinder bis zu einem halben Jahr 0,5—1,2 mg,
- Vorschulkinder und Schulkinder bis zu 1,5 mg,
- Erwachsene sollten zwischen 2 und 4 mg Vitamin K pro Tag zu sich nehmen.

Es gibt zwar keine Kenntnisse über die schädliche Wirkung von Vitamin-K-Überdosierungen, dennoch wird hier die Meinung vertreten, daß Vitamin K nichts in Multivitaminpräparaten zu suchen hat.

Aufgrund der sehr spezifischen Wirkweisen der K-Vitamine ist ihr Einsatz für Therapien in den entsprechenden Dosen ausschließlich dem Arzt vorbehalten. Näheres darüber im Abschnitt »Verwendung von Vitamin K in Medizin und Therapie«.

Vitamin-K-Mangel

Vitamin K ist ein fettlösliches Vitamin und ist somit von der Fähigkeit des Verdauungssystems abhängig, fetthaltige Speisen zu verwerten. Liegen hier Störungen vor, kann es zu Vitamin-K-Mangelerscheinungen kommen.

Aufgrund der Abhängigkeit der Vitamin-Wirkung vom

Leberstoffwechsel können Leberfunktionsstörungen oder eine vorgeschädigte Leber zu Verwertungsstörungen des Vitamins führen, die sich ebenfalls in einem Vitamin-K-Mangel äußern können.

Ein großes Problem für den Vitamin-K-Haushalt des Organismus sind die sogenannten Vitamin-K-Antagonisten, das sind Arzneimittel oder Gifte, die eine »Gegenspieler«-Funktion übernehmen. Sie werden vom Organismus als Vitamin K identifiziert, üben aber eine gegenteilige Wirkung aus.

Einer der bekanntesten Vitamin-K-Gegenspieler ist das Gift Curare, das innerhalb kürzester Zeit das gesamte Gerinnungssystem des Organismus durcheinanderbringt und dadurch zum Tode führt. Gifte dieses Typs werden heutzutage auch als Rattengift verwendet, weshalb Haustiere, die derartige Gifte zu sich genommen haben, in der tierärztlichen Praxis als erstes mit Vitamin-K-Injektionen behandelt werden.

Erhöhte Blutungsneigung

Ein Vitamin-K-Mangel zeigt sich zuallererst durch erhöhte Blutungsneigung. Es kommt zu Blutungen in den verschiedensten Geweben und Organen, z. B. unter der Haut, in den Muskeln, im Gehirn, im Magen-Darmtrakt, in der Bauchhöhle. Anzeichen hierfür sind Neigung zu blauen Flecken oder Sickerblutungen aus Injektionsstellen. Meistens treten Vitamin-K-Mangel-Blutungen akut und unerwartet auf. Eine Neigung zu blauen Flecken sollte immer eine Warnung sein, seine Ernährungsgewohnheiten zu überprüfen.

Es kann schon hilfreich sein, statt einmal im Monat einmal oder zweimal in der Woche eine Portion Spinat zu sich zu nehmen.

Wichtig bei regelmäßiger Arzneimitteleinnahme

Neben Mangelerscheinungen von Vitamin K durch Fehlernährung kann eine objektive Unterversorgung durch Gebrauch von Arzneimitteln hervorgerufen werden. Zum Beispiel hemmen verschiedene Abführmittel die Verwertungsfähigkeit fetthaltiger Speisen; diverse gebräuchliche Antibiotika bewirken eine Änderung der Darmflora und vermindern damit die natürliche Fähigkeit der Darmbakterien, Vitamin K biosynthetisch herzustellen.

Schmerzmittel vom Typ des Aspirins können bei langandauernder Verwendung die Vitamin-K-abhängigen Gerinnungsfaktoren im Leberstoffwechsel negativ beeinflussen.

Überdosierung

Eine Vitamin-K-Überversorgung, eine sogenannte Hypervitaminose, ist nicht bekannt. Insbesondere die Vitamine K_1 und K_2 sind selbst in hohen Dosen, das heißt ein 10-faches und mehr der bereits genannten Zufuhrrichtlinien, praktisch ungiftig.

Extrem hohe Dosen von Vitamin K_3, sogenannte Megadosierungen, die die Zufuhrempfehlungen um mehr als den Faktor 100 übertreffen, können allerdings krankhafte Veränderungen des Blutbildes sowie Nieren- und Leberschäden bis hin zum Tode bewirken. Dies kann in der Praxis allerdings nur bei mißbräuchlicher Anwendung von Arzneimitteln vorkommen — durch die normale menschliche Ernährung ist dies nicht möglich.

Die Einhaltung der therapeutischen Dosen ist ebenfalls gesundheitlich völlig unbedenklich. Vereinzelt wird von »besonders sensiblen Menschen« berichtet, daß sie bei der therapeutischen Einnahme von Vitamin K3 an Reizungen der Haut- und Atmungsorgane leiden.

Medizin und Therapie
Vitamin K wird in der Geburtshilfe bei Früh- und Neugeborenen zur Vorbeugung und Therapie von Blutungsneigungen verwendet.
Der Arzt verordnet Vitamin K bei Mangel an den Gerinnungsfaktoren II, VII, IX und X sowie bei allgemeiner Vitamin-K-Unterversorgung infolge von Fehlernährung oder Aufnahmestörungen.

Neuerdings wird Vitamin K auch bei langandauernder Therapie mit Antibiotika oder Schmerzmitteln vom Typ Aspirin sowie bei Erkrankungen der Leber und des Darmes verordnet.

Vitamin K gegen starke Blutungsneigung
Ein ganz besonderer Anwendungsbereich von Vitamin K ist die Langzeit-Therapie mit dem Arzneimittel Marcumar. Es ist ein sogenanntes gerinnungshemmendes Präparat, das in der Nachbehandlung von Gefäßverschlußkrankheiten oder Herzinfarkt lebenslang von den Patienten eingenommen wird. Marcumar bewirkt bei diesen Patienten eine Herabsetzung der Gerinnungsfähigkeit des Blutes und beugt somit einem erneuten Auftreten von Blutgerinnseln oder Arterienverschlüssen vor. Damit geht selbstverständlich auch eine erhöhte Blutungsneigung einher, d. h. Blutungen aufgrund von alltäglich vorkommenden, kleineren Verletzungen sind nur sehr schwer zu stillen. Da dadurch größere Verletzungen durchaus tödliche Folgen haben können, wird diesen Patienten mittels Vitamin-K-Gaben geholfen. (Marcumar selbst wird als Vitamin-K-Gegenspieler bezeichnet, da es im Stoffwech-

sel eine gegen die Vitamin-K-Wirkung gerichtete Funktion ausübt.)

Nur unter Kontrolle des Arztes
Eine versehentliche Überdosierung von Marcumar kann die Blutgerinnungsfähigkeit noch weiter herabsetzen — auch hier kann nur mit Vitamin K gegengesteuert werden. Für die Betroffenen ist die Einhaltung der ohnehin schon sehr komplizierten Balance zwischen Blutgerinnung und Vitamin-K-Haushalt fast unmöglich geworden. Daher gilt hier ganz besonders, daß Vitamin K nicht im Zuge einer Selbstmedikation verwendet werden darf. Diese Balance ist so kompliziert und gleichzeitig überlebenswichtig, daß besonderer Wert auf die Vitamin K bezogene Qualität der täglichen Ernährung gelegt werden muß.

Als Hilfestellung ist in der folgenden Tabelle eine Aufstellung besonders Vitamin-K-reicher Lebensmittel aufgeführt. Die Zahlen orientieren sich an Erkenntnissen der Deutschen Gesellschaft für Ernährung.

Tabelle 4: Besonders Vitamin-K-reiche Lebensmittel

Lebensmittel	*Portion*	*µg je*	*Empfohlene Zufuhr %*	
(verzehrbarer Anteil)	*in g*	*Portion*	*männl.*	*weibl.*
Geflügel				
Huhn, Brathuhn	100	bis 300	bis 20	bis 23
Huhn, Brathuhn	150	450	30	35
Leber	100	590	39	45
Herz	100	720	48	55
Huhn, Leber	150	885	59	68
Huhn, Herz	150	1080	72	83

Lebensmittel (verzehrbarer Anteil)	Portion in g	µg je Portion	Empfohlene Zufuhr % männl.	weibl.
Hammelfleisch				
Muskelfleisch, ohne Fett	150	bis 300	20	23
Kalbfleisch				
Leber	150	225	15	17
Rindfleisch				
Muskelfleisch, ohne Fett;	—	—	—	—
Leber	150	300	20	23
Schweinefleisch				
Muskelfleisch, ohne Fett	150	300	20	23
Leber	100	600	40	46
Leber	150	900	60	69
Gemüse				
Sojabohnen, roh	150	270	18	21
Sojabohnen, roh	200	360	24	28
Bohnen, grün, roh	150	435	29	33
Erbsen, grün, roh	150	bis 450	bis 30	bis 35
Bohnen, grün, roh	200	580	39	45
Erbsen, grün, roh	200	bis 600	bis 40	bis 46
Kohl, roh; Tomaten, reif	150	bis 600	bis 40	bis 46
Kopfsalat, roh	100	bis 700	bis 47	bis 54
Kohl, roh; Tomaten, reif	200	bis 800	bis 53	bis 62
Kopfsalat, roh	150	bis 1050	bis 70	bis 81
Brokkoli, roh; Tomaten, grün	150	bis 1200	bis 80	bis 92
Rosenkohl, roh	150	1500	100	115
Brokkoli, roh; Tomaten, grün	200	bis 1600	bis 107	bis 123
Rosenkohl, roh	200	2000	133	154
Blumenkohl, roh; Spinat, roh	150	bis 4500	bis 300	bis 346
Blumenkohl, roh; Spinat, roh	200	bis 6000	bis 400	bis 462

1000 µg = 1 mg

DIE WASSERLÖSLICHEN VITAMINE

Vitamin C

Vitamin C oder Ascorbinsäure ist das wohl bekannteste Vitamin überhaupt. Nicht zuletzt aufgrund der Tatsache, daß Vitamin C in Zusammenhang gebracht wird mit Skorbut, heißt es auch antiskorbutisches Vitamin oder Antiskorbutin. Ascorbin ist lediglich die verkürzte Form von Antiskorbut. Damit deutet sich schon das Hauptmangelphänomen und der Hauptanwendungsbereich von Vitamin C aus historischer Sicht an.

Vitamin-C-Verlust beim Kochen und Lagern
Vitamin C findet sich im Pflanzenbereich insbesondere in Zitrusfrüchten, schwarzen Johannisbeeren, Hagebutten, Paprika, Tomaten und vor allem Kartoffeln. Bei tierischen Produkten weisen insbesondere die Milch und Leber einen hohen Vitamin-C-Gehalt auf. Dies ist jedoch kein Anlaß, sich auf der sicheren Versorgungsseite zu wähnen, denn Vitamin C ist eines der sensibelsten und am wenigsten haltbaren Vitamine überhaupt: Praktisch bei jeder Form der Speisenzubereitung treten erhebliche Verluste dieses Vitamins auf. Dies gilt auch für die Lagerung von Lebensmitteln.

Skorbut — die Krankheit der Seefahrer
Skorbut als klassische Vitamin-C-Mangelkrankheit hat seinen traurigen Ruhm durch das Dahinsiechen der See-

fahrer früherer Jahrhunderte erhalten, die nach oft monatelangem Aufenthalt auf See einen völligen Vitamin-C-Mangel erlitten. Damals wurde Skorbut noch als Scharrbock bezeichnet (abgeleitet von Scheur-Bek = rissiger, wunder Mund) und trat häufig bei Feldzügen oder Belagerungen auf. Jeder Medicus, der damals etwas auf sich hielt, beschrieb zwar die einschlägigen Symptome des Skorbuts, aber niemand kam auf die Idee, daß es sich hierbei um eine Mangelkrankheit handeln könnte. Selbst durch Erfahrungswissen gewonnene Behandlungserfolge blieben meist völlig unbeachtet.

Mit Sauerkraut und Gerstenmalz gegen Skorbut
Die bahnbrechenden Erfolge des englischen Forschungsreisenden James Cook brachten schon im 18. Jahrhundert die Erkenntnis, daß mit antiskorbutisch wirksamen Nahrungsmitteln trotz mehrjähriger Erdumsegelungen die bis dahin fatalistisch hingenommenen Erkrankungen ausblieben. Das hatte zur Folge, daß der Schiffsproviant von da an reichlich mit Sauerkraut, Gerstenmalz und durch frische Pflanzen, insbesondere Zitrusfrüchte, ergänzt wurde. Dennoch wurde erst gegen Ende des 19. Jahrhunderts erkannt, daß der Grund für Skorbut der Mangel eines Wirkstoffes in der Nahrung ist. Damit setzte endgültig die moderne Vitamin-Forschung ein.

Die Aufgaben im Organismus
Das Vitamin C ist der Aktivator des gesamten Zellstoffwechsels. Dabei beruht seine biologische Funktion auf dem sogenannten Redoxpotential des Redoxsystems Ascorbinsäure-Dehydroascorbinsäure.

Das bedeutet, daß Vitamin C in der Lage ist, in einem beliebig oft wiederholbaren und rückkehrbaren Prozeß Wasserstoff bzw. Elektronen zu übertragen. Bei der Abgabe des Wasserstoffs an andere Bausteine bildet sich wieder Vitamin C. Dieser Vorgang, der als reversibel bezeichnet wird, wiederholt sich ständig im Rahmen der sogenannten Atmungskette. Die Atmungskette ist ein System vieler miteinander verknüpfter Enzyme der inneren Atmung. Dadurch wird aus der Vereinigung von Wasserstoff mit dem durch die äußere Atmung herangeführten Sauerstoff zu Wasser Energie gewonnen. Dabei wird der Wasserstoff in einem dreistufigen Stoffwechselprozeß durch hintereinandergeschaltete Redoxsysteme, von denen das eine das Vitamin-C-Redoxsystem ist, »verbrannt«. Diese dreistufige Reaktion wird auch als Kaskade bezeichnet, da die Reaktionen hintereinander jeweils ein niedrigeres Energieniveau aufweisen. Die dabei freiwerdende Energie wird entweder als Wärme genutzt oder chemisch gespeichert.

Vitamin C zur Energiegewinnung
Als erste Erkenntnis steht somit fest, daß die Anwesenheit von Vitamin C im Organismus unabdingbar zur Energiegewinnung ist. Insbesondere auf der Reaktionsstufe des Vitamin C im Stoffwechselgeschehen wird die freigesetzte Energie zur Bildung diverser körpereigener Substanzen genutzt:

● Zur Kollagensynthese, womit die Produktion der Gerüsteiweißkörper der zwischen den Zellen befindlichen Stützsubstanzen (die sogenannten Kollagenfasern) gemeint sind. Letztere sind besonders wichtig zur *Stützung der Hautfestigkeit und der Knochen.* Auf dieser Stoffwechselstufe ist Vitamin C von großer Bedeutung.

● Im Stoffwechsel der verschiedenen Eiweißkörper, bei Hormonen und auch im *Cholesterinstoffwechsel.*

● Gleichzeitig unterstützt Vitamin C an dieser Stelle den Stoffwechsel des Vitamins Folsäure. Damit kommt dem Vitamin C auch eine entscheidende Bedeutung bei der *Bildung von Blutkörperchen und der ordnungsgemäß funktionierenden Zellteilung* zu.

Ohne ausreichende Vitamin-C-Versorgung des Organismus kann das für den Abbau des Blutfettes »Cholesterol« zur Gallensäure zuständige Enzym nicht gebildet werden.
Dies bedeutet konkret, daß Vitamin C der Arterienverkalkung vorbeugt.

● Vitamin C spielt eine entscheidende Rolle bei der Verwertung von Eisen. *Eisenmangelerscheinungen haben meistens ihren Ursprung im Vitamin-C-Mangel,* wobei die Ascorbinsäure nicht nur für die Aufnahme des Eisens (mit-) zuständig ist, sondern auch die Verstoffwechselung des Eisens im Organismus mitermöglicht.

● Vitamin C ist von allergrößter Bedeutung für die *Infektionsabwehr.*

● Vitamin C *stimuliert die Blutbildungszentren im Knochenmark* und fördert die natürliche *Blutgerinnungsfähigkeit.*

● Vitamin C aktiviert das Knochenmark bei der *Bildung der verschiedenen Blutkörperchen.*

● Vitamin C begünstigt die Bildung verschiedener Körpergewebeformen, wie z. B. Bindegewebe, Zähne, Knorpel und Knochen. Gleichzeitig vermindert Vitamin C die Gefäßbrüchigkeit und Blutungen in Haut, Schleimhäuten und inneren Organen und *vermag sogar Wundheilung zu beschleunigen.*

● Aufgrund der vorher beschriebenen Eigenschaften des Vitamin C als Redoxkörper kommt dem Vitamin C eine gleiche Bedeutung als *Radikalfänger wie* dem *Vitamin E* zu.

● Die Eliminierung von Schwermetallen wie Blei, Cadmium, Quecksilber und anderer krebserregender Stoffe, wie z. B. den sogenannten Nitrosaminen (stickstoffhaltige, giftige Verbindungen, die in der Natur häufig vorkommen), ist ohne Vitamin C nicht möglich. Damit kommt dem Vitamin C eindeutig auch eine *krebsvorbeugende Wirkung* zu.

Faßt man die Beteiligung des Vitamin C an den biochemischen Reaktionen im Organismus zusammen, so ist unschwer zu sehen, daß die Auswirkungen des Vitamin C derart komplex sind, daß man es aufgrund seiner anregenden, stärkenden und vitalitätssteigernden Wirkungen eigentlich als Tonikum bezeichnen müßte.

Zufuhrempfehlungen

Der Tagesbedarf an Vitamin C zur Aufrechterhaltung eines normalen Stoffwechsels wird für die verschiedenen Altersgruppen wie folgt definiert:

● Kinder bis zu 1 Jahr — täglich 35 mg Vitamin C
● Von 1—10 Jahren — täglich 45 mg Vitamin C
● Schulkinder und Jugendliche — täglich 50—60 mg Vitamin C
● Erwachsene Männer — täglich 60 mg Vitamin C
● Erwachsene Frauen — täglich 60 mg Vitamin C
● Schwangere sollten ihre Zufuhr um 20 mg, Stillende um 40 mg pro Tag erhöhen.

Nach neueren Einschätzungen handelt es sich bei diesen

Dosen um die Minimalmenge, die notwendig ist, um überhaupt lebensfähig zu sein. Diese Zufuhr reicht jedoch nicht aus, um den Organismus dauerhaft und wirksam vor den modernen Zivilisationskrankheiten zu schützen.

Im Winter mehr Vitamin C
Um das Risiko von Herz- und Kreislauf-Kranken zu mindern und den körpereigenen Schutz gegen bösartige Zellveränderungen wie z. B. Krebs zu stärken, muß die tägliche Zufuhr erhöht werden. Hierzu ist eine tägliche Zufuhr zwischen 500 mg und 1 g Vitamin C erforderlich. Mit Beginn des Winters, wenn die Gefahr der Grippeinfektionen ansteigt, sollte diese Dosis auf 1,5—2 g Vitamin C pro Tag erhöht werden.

Vitamin-C-Mangel
Die Aufnahme von Vitamin C in den Organismus beginnt bereits durch die Mundschleimhaut. Die Hauptresorption der Ascorbinsäure erfolgt jedoch im oberen Teil des Darmtraktes. Eine Beeinträchtigung dessen Funktionsfähigkeit führt daher zu einer Vitamin-C-Unterversorgung.

Der Raucher benötigt um 40 % mehr Vitamin C
Ein weiteres Risiko, einen Vitamin-C-Mangel zu erleiden, ist das Rauchen. Raucher haben einen durchschnittlich um 40 % höheren Vitamin-C-Bedarf als Nichtraucher.

Vitamin-C-Mangel — Folge unzureichender Ernährung
Die Hauptursache für Vitamin-C-Mangel ist Fehlernährung. Zum einen kann dies an einem unzulänglichen, unausgewogenen Speiseplan liegen, der z. B. nicht genügend frisches Obst und Gemüse beinhaltet. Zum anderen kann die Ursache in zu langem und zu intensivem Kochen der

Nahrungsmittel liegen, ebenso in zu langer und falscher Lagerung.

Mangelerscheinung — Mangelrisiko
Erste Anzeichen eines Vitamin-C-Mangels, der beim erwachsenen Menschen zum klassischen Skorbut-Bild führen kann, sind Schleimhautblutungen und Schmerzen in stärker beanspruchten Muskeln, vor allem in den Waden. Nach einer gewissen Vorlaufzeit, die ein bis drei Monate dauern kann, wird die Hautfarbe des Betroffenen blaß gelblich bis schmutzig graugelb. Es kommt zu Hautveränderungen, die Ähnlichkeit mit Pusteln oder Pickeln haben, insbesondere nach körperlichen Anstrengungen kann es aus diesen Hautveränderungen heraus zu leichten Blutungen kommen. Später kommt es zu stärkeren Blutungen in der Muskulatur und zu stark ziehenden Gliederschmerzen, dem sogenannten Skorbut-Rheumatismus. Diese Erscheinungen hängen mit der mangelnden Abdichtung der Gefäßwände zusammen, wobei die Blutungen bevorzugt in den Beugemuskeln sowie an Stellen entstehen, die bei Bewegungen gedehnt werden, z. B. Kniekehlen und Achillessehnen.

Der Erkrankte entwickelt einen eigentümlichen Gang, da er zur Vermeidung der Schmerzen mit eingedrückten Knien und nach innen gedrehten Füßen geht. Reflexhaft werden im Liegen die Knie gebeugt gehalten. Bei bettlägerigen Patienten zeigen sich in dieser Phase der Unterversorgung tiefe Blutungen an Rücken, Gesäß und Waden. Schmerzen und auffallend starke Druckempfindlichkeit der Muskeln und Knochen deuten auf Tiefen-Blutungen hin; besonders auffällig sind die Blutungen am Schienbein, an den Unterarmen und auch am Nabel. Gesicht, Kopf und Handteller sowie Fußsohlen bleiben stets frei von diesen Symptomen. Da die Blutungen häufig im Bereich der Haarbälge auftreten, erscheint die Haut rauh, reibeisenähnlich.

Herabgesetzte Abwehrfähigkeit
Aufgrund der herabgesetzten Abwehrfähigkeit des Organismus kommt es zu Infektionen, die die Ursache für skorbutische Geschwüre sind. Es kommt zur Entzündung des Zahnfleisches, insbesondere im Bereich der Schneidezähne, wobei Blut spontan oder auf Druck (z. B. beim Essen) aus den Zahnhälsen sickert. Mit der Zeit schwillt die ganze Mundschleimhaut auf und erscheint blau-rot schwammig. Erst später sind die Backenzähne betroffen (Zahnfleisch um Zahnlücken seltsamerweise nicht!). Es kommt zu einem unangenehm süßlichen Mundgeruch, in der Nachbarschaft kariöser Zähne entwickeln sich Geschwüre. Trotz Auflockerung der Schleimhäute fallen die Zähne nicht unbedingt aus.

Gelegentlich kommt es zu Blutungen im Bereich der Augen und auch zu Nasenbluten, das sehr schwer zu stillen ist.

Vergrößerte Leber
Bei länger andauerndem Vitamin-C-Mangel kommt es auch im Körperinneren zu Blutungen. Aufgrund der gestörten Stoffwechselvorgänge ist die Leber in aller Regel vergrößert. Der Blutdruck sinkt. Bei praktisch normalem Blutbild kommt es zur Erhellung des Blutes.

Psychische Veränderungen
Sind die anderen Vitamine in genügendem Maße vorhanden, bleiben die Fähigkeit zur Blutgerinnung und die Blutungszeit unverändert. In jedem Falle ist die Wundheilung gestört und die Infektanfälligkeit erhöht. In der Fol-

ge kommt es zu psychischen Veränderungen, wie Gleichgültigkeit, allgemeiner Unpäßlichkeit und Erschöpfung. Das Persönlichkeitsbild verändert sich, der Betroffene wird antriebsschwach und neigt verstärkt zu Schwermütigkeit und Depressionen.

Skorbut — auch heute noch!

Wer an dieser Stelle meint, daß die beschriebenen Symptome der Vergangenheit angehören, unterliegt einem Irrtum. Diese detaillierte Symptombeschreibung ist nur möglich, weil es auch in Deutschland immer noch Skorbut gibt. Es sind Fälle aus Altenheimen und aus der Drogenszene in Kliniken eingewiesen worden, die eben genau diese beschriebenen Symptome gezeigt haben und durch Gaben von Vitamin C wieder geheilt werden konnten.

Überdosierung

Überdosierungen von Vitamin C oder gar Vergiftungen mit diesem Vitamin sind unbekannt. Lediglich bei Zufuhr von über 10 g in einer Portion wird gelegentlich über spontan auftretende Durchfälle berichtet. Diese hängen aber mit dem Resorptionsverhalten des Körpers und der Anflutung von dieser riesigen Menge Vitamin C zusammen.

Bei Aufnahme mit der Nahrung von Portionen bis zu 180 mg werden rund 80 % vom Menschen aufgenommen, bei Einnahmen von 1—12 g sinken diese Resorptionsraten von rund 50 % auf 15 % ab.

Medizin und Therapie

Der medizinische Anwendungsbereich von Vitamin C ist neben der Behandlung von Vitamin-C-Mangel hauptsächlich die Befriedigung erhöhter Verbrauchslagen des Organismus: Bei gesteigertem Stoffwechsel, z. B. durch

Fieber, Infektionen, starke körperliche Anstrengungen, Schwangerschaft, Stillzeit, Wachstum und Erholungsphasen nach Krankheiten oder Operationen.

● Vitamin C wird bei erhöhter Infektanfälligkeit sowie bei festgestellten Resorptionsstörungen empfohlen.

● Während Antibiotika-Therapien steigt der Bedarf an Vitamin C, außerdem bei Patienten, die sich einer künstlichen Blutwäsche unterziehen müssen. In beiden Fällen sind Vitamin-C-Gaben Bestandteil der Therapie.

● Unterstützend kann Vitamin C ohne Gefahr bei verzögerter Wundheilung eingesetzt werden sowie zur schnelleren Heilung von Knochenbrüchen.

Antibabypille und Medikamente erfordern erhöhte Vitamin-C-Zufuhr

● Therapeutisch sinnvoll ist die zusätzliche Einnahme von Vitamin C für Frauen, die die Antibaby-Pille nehmen, da sich dadurch der Vitamin-C-Status auf lange Sicht verschlechtert.

● Kortison-Behandlungen erhöhen ebenfalls den Vitamin-C-Bedarf, und Schmerzmittel vom Typ des Aspirin hemmen den Transport von Vitamin C durch die Darmwände.

● Antibiotika, z. B. Tetracyclin, greifen hemmend in den Stoffwechsel ein, so daß zusätzliche Vitamin-C-Gaben notwendig sind. Eine ganze Reihe von Arzneimitteln erhöht die Ausscheidung von Vitamin C mit dem Harn, so daß es bei leidlich ausreichender Versorgungslage schon nach sehr kurzer Zeit zu Vitaminmangelerscheinungen kommt, da mehr ausgeschieden wird, als dem Organismus wieder zugeführt wird.

Mediziner empfehlen deshalb bei Behandlungen mit Barbituraten und Tetracyclinen die zusätzliche Gabe von 100—200 mg Vitamin C pro Tag, bei einer Therapie mit Schmerzmitteln vom Typ Aspirin eine zusätzliche Gabe von 50—100 mg Vitamin C.

Achtung Diabetiker!
Ein wichtiger Hinweis noch für Diabetiker: Vitamin C kann — ohne den Blutzuckerspiegel zu beeinflussen — den Nachweis des Zuckers im Harn stören. Vor Harnzuckerbestimmungen sollte daher eine zusätzliche Vitamin-C-Einnahme für einige Tage gestoppt werden.

Schutz vor Erkältungen
Der wohl wichtigste vorbeugende Anwendungsbereich von Vitamin C ist der Schutz vor Erkältungen. Dosen von 500 mg—1 g pro Tag, in der »Saison« bis zu 2 g, vermögen die Abwehrfähigkeit des Organismus zu stärken. Wie das funktioniert, zeigt die folgende Abbildung:

Vitamin C stärkt Abwehrkraft

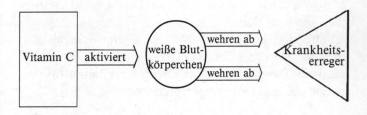

Der Vitamin-B-Komplex

Innerhalb des Systems der wasserlöslichen Vitamine werden die Vitamine B1, B2, B6, B12, Niacin, Biotin, Folsäure und Pantothensäure auch als Vitamin-B-Komplex zusammengefaßt. Diese Zusammenfassung ist insofern sinnvoll, als sämtliche B-Vitamine Bestandteile des Fermentsystems im Organismus sind, die in den Geweben und Zellen die verschiedenen Stufen des Kohlenhydrat-, Fett- und Eiweißstoffwechsels regulieren, wobei jedem Vitamin einzeln eine spezielle biologische Bedeutung zukommt.

Untereinander sind diese Vitamine jedoch in einem Abhängigkeitsverhältnis und regulieren wiederum ihre eigenen Stoffwechselschritte. Dies verdeutlicht am besten die Grafik auf der rechten Seite.

Therapeutisch werden die Vitamine des B-Komplexes deshalb auch gern gemeinsam verordnet, weil zum einen Mangelerscheinungen in aller Regel nicht isoliert auftreten, sondern stets mit anderen B-Vitaminen vergesellschaftet sind, und weil die B-Vitamine gemeinsam als neurotrope (= auf die Nerven wirkend) Vitamine bezeichnet werden. Die einzelnen Bestandteile des Vitamin-B-Komplexes werden in der Folge beschrieben.

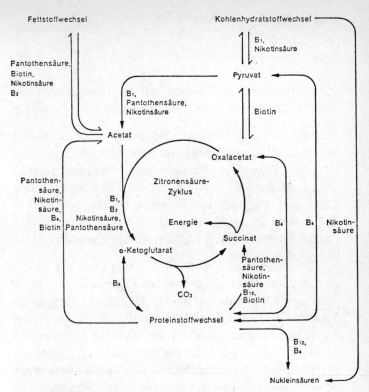

Vielfältige Beteiligung der B-Vitamine an sämtlichen Stoffwechselvorgängen

Vitamin B1

Vitamin B1 wird von Wissenschaftlern Thiamin genannt, früher wurde es auch als Aneurin bezeichnet.

Vitamin B1 ist das klassische Beriberi-Vitamin. Es findet sich in relativ hoher Menge im Schweinefleisch sowie in tierischen Produkten wie Eiern und Milch. In Pflanzen kommt Vitamin B1 ebenfalls frei vor. Die besten Quellen dafür sind auf jeden Fall Brot und andere Getreideprodukte; rund 25—40% der Vitamin-B1-Aufnahme in den Ländern der westlichen Welt beruht auf Getreideprodukten.

Je feiner das Mehl, desto weniger Vitamin B1
Wichtig ist hier eine vollwertige Getreideernährung, da Vitamin B1 hauptsächlich im Keim des Getreidekorns sowie in der äußeren Schicht vorhanden ist. Je feiner das Mehl gemahlen wird, desto weniger Vitamin B1 bleibt übrig. Das gilt auch für das Polieren von Reis. Entfernt man beim Reis das sogenannte Silberhäutchen, was beim Polieren geschieht, entzieht man ihm den Vitamin-B1-Gehalt. Das war (und ist gelegentlich noch heute) der Grund, weshalb die Beriberi-Krankheit vorwiegend in Asien auftrat, da sich die Menschen dort fast ausschließlich von Reis ernähren. Der geschälte Reis machte sie krank. (In Westeuropa wird aus diesem Grund heute oft die Anreicherung von Mehl des Typs 405 mit Thiamin praktiziert.)

Die Aufgaben im Organismus
Eine der wichtigsten Stoffgruppen im menschlichen Or-

ganismus, für fast sämtliche Stoffwechselfunktionen unerläßlich, sind die Enzyme. An allen Enzymen befindet sich eine sogenannte Wirkgruppe, das Co-Enzym, das die eigentliche Enzym-Wirkung entfaltet. Vitamin B_1 ist nach heutigem Kenntnisstand an mindestens 24 Enzymen als Co-Enzym beteiligt.

Wichtig für Nervensystem und Blutkreislauf
Die Vitamin-B_1-abhängigen Enzyme sind vor allem an allen Stoffwechselprozessen beteiligt, die mit Kohlenhydraten zu tun haben, also letztendlich der Energiegewinnung dienen. Insbesondere entfaltet Vitamin B_1 dort seine Wirkung, wo im Organismus große Mengen an Kohlenhydraten verbraucht werden. Dies geschieht zum Beispiel in den Nervenzellen und an der Herzmuskulatur. Vitamin B_1 ist also unerläßlich für das ordnungsgemäße Funktionieren von Nervensystem und Blutkreislauf.

Ein weiterer wichtiger Aufgabenbereich des Vitamin B_1 ist die Steuerung bzw. Ermöglichung der Erregungsbildung der Nerven im peripheren Bereich, also an der Körperoberfläche (z. B. Tastsinn) sowie für die beschleunigte Erholung des Nervensystems nach großer Erregung. Vitamin B_1 spielt eine wichtige Rolle bei der Erregungsübertragung der Nerven auf den Muskel, wobei es die Stimulierung der peripheren Nerven reguliert.

Zufuhrempfehlungen
Zur Aufrechterhaltung des normalen Stoffwechsels werden für den gesunden Menschen folgende Vitamin-B_1-Dosen empfohlen:
- Bei Kindern bis zu 1 Jahr 0,5 mg Vitamin B_1 pro Tag,
- bei Kindern von 1—10 Jahren 0,7—1,2 mg Vitamin B_1 pro Tag.

● Männer bis zu 50 Jahren benötigen rund 1,5 mg Vitamin B_1 pro Tag.
● Ab 50 Jahren sinkt der Bedarf auf ungefähr 1,2 mg ab.
● Frauen benötigen ca. 1,1 mg Vitamin B_1 pro Tag,
● wobei Schwangere einen Zuschlag von 0,4 mg und Stillende von 0,5 mg einrechnen sollten.

Je mehr Leistung, desto höher der Vitamin-B_1-Verbrauch
Da Vitamin B_1 vor allem am Abbau von Kohlenhydraten beteiligt ist, steigt der Bedarf abhängig von Energieverbrauch und Energieaufnahme des Menschen. Bei starker körperlicher Beanspruchung, z. B. bei Schwerarbeitern oder bei Leistungssportlern, steigt dementsprechend der Bedarf an Vitamin B_1.

Vitamin-B_1-Mangel
Vitamin B_1 wird in den oberen Darmabschnitten vom Organismus aufgenommen. Kommt es hier infolge von Krankheiten zu Verdauungsstörungen, können Vitamin-B_1-Unterversorgungen auftreten. Da Vitamin B_1 über die Pfortader zur Leber transportiert wird und von dort aus erst dem Organismus zur Verfügung gestellt wird, sind Leberfunktionsstörungen und Leberschädigungen auch potentielle Ursachen einer Vitamin-B_1-Mangelerscheinung.

Alkohol hemmt die Aufnahme von Vitamin B_1
Ein weiteres Mangelrisiko ist eindeutig der Genuß von Alkohol, der die Aufnahme von Vitamin B_1 durch den Darm verhindert bzw. hemmt. Bei über 70 % der untersuchten Alkoholiker wird stets ein Vitamin-B_1-Mangel diagnostiziert.

Viele Kohlenhydrate benötigen viel Vitamin B1

Bei Patienten mit stark kohlenhydrathaltiger Kost wurde oft eine Vitamin-B1-Unterversorgung mit den Anfangssymptomen einer Mangelkrankheit gefunden. Dies ist erklärbar durch die Funktion des Vitamins im Kohlenhydratstoffwechsel. Der erhöhten Zufuhr an Kohlenhydraten stand keine erhöhte Zufuhr an Vitamin B1 gegenüber.

Die zwei Hauptsymptome bei Vitamin-B1-Mangel

Aufgrund der zwei Hauptwirkpunkte des Vitamin B1 finden sich beim Vitamin-B1-Mangel auch zwei Hauptsymptombereiche:

Zum einen Schädigungen des Herzens und der Herzgefäße mit Erscheinungen wie Herzjagen, Atemnot, Beklemmungsgefühlen und Wasseransammlungen. Zum anderen Schädigungen im Nervensystem. Das klassische Bild ist die Beriberi-Krankheit. Die Schädigungen sind gekennzeichnet durch Muskelschwäche, Nervenentzündungen, Nervenschmerzen und -krämpfe, die bis zu Lähmungen führen können und meist auch psychische Veränderungen mit sich bringen. Auf Dauer führen diese Schädigungen zum Tod.

Der Mediziner unterscheidet 5 Formen der Beriberi:

● Die erste ist die sogenannte *infantile Beriberi*. Diese *Vitamin-B1-Mangelerkrankung des Kindes* tritt für gewöhnlich während der ersten Lebensmonate auf. Das Krankheitsbild setzt plötzlich ein, wodurch der Eindruck entsteht, daß ein anscheinend gesundes Kind plötzlich an dieser Krankheit stirbt. Im Vordergrund steht eine Magersucht, die Brust wird abgelehnt, die Milch wieder ausgespien. Wasser wird jedoch getrunken. Die Kinder sind unruhig und sehr berührungsempfindlich. Es kommt zu kolikartigen Schmerzen, Erbrechen und Schreiattacken. Der weitere Verlauf dieser Erkrankung geht rasend schnell. Die einzelnen Stadien dauern nur wenige Stunden, so daß innerhalb von 1 bis 2 Tagen der Tod eintreten kann. Die Behandlung der infantilen Beriberi besteht in täglichen Gaben von mindestens 10—20 mg Vitamin B_1 mit gleichzeitiger, zusätzlicher Vitamin-B_1-Versorgung der Mutter.

● *Die akute Beriberi.* Im Vordergrund dieser *Erkrankung beim Erwachsenen* steht eine übersteigerte Aktivität des Herzens, verbunden mit einer gleichzeitigen Herzschwäche. Symptome sind Herzklopfen bei Anstrengung, Herzschmerzen, Herzjagen und Wasseransammlungen. Diese Form der Beriberi ist akut lebensbedrohlich. Ohne sofortige Therapie tritt der Tod durch plötzliches Herzversagen ein. Die krankhaften Veränderungen des Herzens sind unter Gaben von Vitamin B_1 vollständig heilbar. Am raschesten wirkt eine intravenöse Injektion von Vitamin B_1, die in aller Regel diese tödliche Erkrankung beherrscht und recht schnell abheilt.

Eine seltenere Form der akuten Beriberi äußert sich nicht am Herzen, sondern in einer Erkrankung des Gehirns, die durch Wucherungen und Blutungen im Gehirn hervorgerufen wird. Diese Form des Vitamin-B_1-Mangels äußert sich in Augenzittern, Doppeltsehen, Erbrechen, Muskelschwäche, Schwindel, Magersucht und Schlaflosigkeit. Die Patienten sind in ihrer geistigen Fähigkeit stark beeinträchtigt und zeigen stumpfe Apathie, sowie Anzeichen von Halluzinationen. Sie sind örtlich und zeitlich desorientiert, das Kurzzeitgedächtnis ist verloren. Auch hier wirkt Vitamin B_1 intravenös injiziert lebensrettend.

● Die dritte Form ist *die chronische Beriberi*. Sie fällt auf durch eine von unten nach oben aufsteigende, gleichmäßig-zweiseitige Entzündung der äußeren Nerven, die mit Schwäche, Steifheit und Krämpfen in den Beinen beginnt. Während das Gehen auf kurzen Strecken beschwerdefrei ist, werden die Beine beim Gehen weiterer Strecken über 1,5 km hinaus plötzlich kraftlos. In späteren Stadien tritt diese Kraftlosigkeit bereits nach wenigen 100 Metern auf. Im Fußbereich tritt ein Taubheitsgefühl auf. Die Reflexe an der Achillessehne und am Knie sind gestört und verschwinden schließlich ganz. Die Schwäche steigt immer höher. In sehr seltenen Fällen beginnt die entzündliche Veränderung der Nerven statt in den Füßen in den Händen und Armen. Dies zeigt sich durch Brennen der Hände, Steifheit und Kraftverlust. Die Schwäche in den Händen kann so groß sein, daß selbst das Aufheben kleinerer Gegenstände oder das Verschließen von Jacketknöpfen unmöglich wird. Selbst der Löffel kann kaum noch zum Mund gehoben werden.

Aufgrund der Schwäche entwickelt der Betroffene einen sehr seltsamen Gang: Da Zehen und Fuß nicht mehr richtig bewegt und gehoben werden können, wird das Bein aus der Hüfte gehoben und nach außen rotiert, vergleichbar dem Gehen in nassen oder steifen Hosen. Diese seltsame Gangart prägte auch den Namen der Krankheit Beriberi, was nichts anderes heißt als Schafsgang. Auch bei chronischer Beriberi helfen Gaben von Vitamin B_1 rasch.

● Die vierte Verlaufsform dieser Mangelerkrankung ist *die feuchte Beriberi*. Sie ist eine Kombination der oben geschilderten chronischen Beriberi mit zusätzlichen Wasseransammlungen in den Gefäßen. Diese beginnen an Händen und Füßen und breiten sich über den ganzen Körper bis zum Gesicht hinauf aus. Auch hier kommt es im Verlaufe der Krankheit zu Herzschmerzen und Beklemmungsgefühlen, die durch die Nahrungsaufnahme verstärkt werden, so daß die Patienten weniger essen. In der Folge tritt eine Magersucht auf.

● Die fünfte Form ist *das* sogenannte *chronische Beriberi-Herz*. Oftmals tritt ein Herzschaden (der Beriberi-Herz genannt wird) aufgrund eines Vitamin-B$_1$-Mangels auch ohne alle Anzeichen einer Beriberi auf. Dieses Krankheitsbild ist vor allem in industrialisierten Ländern relativ häufig zu beobachten, insbesondere als Folge von Alkoholismus und einseitiger Ernährung. Dauerhafter Alkoholismus, Fehlernährung, Drogenabhängigkeit sowie außergewöhnlich starkes Schwangerschaftserbrechen sind hierfür die häufigsten Gründe. Gewöhnlich kommt es zu Herzjagen, Herzrythmusstörungen und Sauerstoffmangel bei erhöhter Anstrengung (seltener zu Wasseransammlungen in den Gefäßen). Infolge der Erweiterung der äußeren Blutgefäße und durch die erhöhte Durchblutung erscheint die Haut rot und warm. Oftmals liegt eine Herzerweiterung vor, die nicht mehr rückbildbar ist. Wiederholte B$_1$-Mangelzustände führen zu einer dauerhaften Schädigung des Herzens.

Wesentlich verbreiteter ist allerdings ein latenter oder verdeckter Mangel an Thiamin. Dieser äußert sich beim Menschen durch eher allgemeine Beschwerden wie Nervenschwäche, Appetitabnahme, Verdauungsstörungen, Müdigkeit oder auch Störungen des emotionellen Gleichgewichts.

Überdosierung
Überdosierungen mit diesem Vitamin konnten bislang

nicht beobachtet werden. Auch Dosen von über 500 mg wurden ohne Nebenwirkungen vertragen.

Medizin und Therapie

Neben der Behandlung sämtlicher Formen der Beriberi wird Vitamin B_1 vor allem wegen des erhöhten Bedarfs während Schwangerschaft und Stillzeit verordnet. Vitamin B_1 wird unterstützend bei Alkoholismus therapiert, außerdem bei alkoholbedingten Herzerkrankungen sowie bei Nervenentzündungen. Vitamin B_1 ist sehr hilfreich bei Stoffwechselentgleisungen durch die Zuckerkrankheit.

Mit recht gutem Erfolg wird Vitamin B_1 auch bei bestimmten Formen der Muskelschwäche, Taubheitsgefühlen in Händen und Füßen sowie bei Lähmungserscheinungen verordnet.

Da infolge von Fehlernährung oder organbedingten Verwertungsstörungen in aller Regel nicht nur ein Vitamin-B_1-Mangel vorliegt, sollte ein Multivitaminpräparat zur Anwendung kommen.

Mit Vitamin B_1 gegen Stechmücken

Einer der faszinierendsten Anwendungsbereiche des Vitamin B_1 ist der Einsatz als Insektenabwehrmittel — mit Hilfe von Tagesdosen von ungefähr 50 mg. Dieser Anwendungsbereich beruht nicht auf der Wirkung des Thiamins an sich, sondern auf der Tatsache, daß das Zentral-Atom dieses Vitamins ein Schwefel-Atom ist. Bei der Verstoffwechselung des Thiamins wird nun ein Teil dieser Schwefel-Atome über den Schweiß ausgeschieden. Die dabei entstehenden Gerüche sind für den Menschen kaum wahrnehmbar, aber für Schnaken, Mücken oder Moskitos: Für eine »Normal-Mücke« ist dieser Geruch abschreckend.

Bieten sich nun ein mit Vitamin B₁ versorgtes und ein nicht mit Vitamin B₁ versorgtes menschliches »Mücken-Opfer« nebeneinander dar, so wird sich eine Mücke für den entscheiden, der weniger »unangenehm« riecht.

Vitamin B₂

Vitamin B₂ wird auch Riboflavin genannt. Da Vitamin B₂ erstmalig aus der Milch isoliert werden konnte, wurde es früher auch Lactoflavin genannt. Vitamin B₂ kommt praktisch im gesamten Pflanzen- und Tierreich vor und ist in fast allen lebenden Zellen nachweisbar. Nahrungsmittel-Hauptlieferanten sind: Leber, Nieren, Eier, Milch, Käse, Getreide und Kartoffeln sowie Blattgemüse. Auch Hefe enthält besonders viel Riboflavin.

Das Vitamin B₂ wird von allen grünen Pflanzen und von den meisten Bakterien und Pilzen gebildet. So können z. B. auch Darmbakterien Riboflavin in geringer Menge herstellen.

Riboflavin ist ein gelb färbender, natürlicher Farbstoff und findet daher große Verwendung in der Lebensmittelindustrie.

Die Aufgaben im Organismus
Die Wirkformen des Vitamin B₂ ähneln denen von B₁ — sie sind ebenfalls Co-Enzyme, also Wirkgruppen an Enzymen. Hierbei sind zwei sogenannte Riboflavin-Enzyme von besonderer Bedeutung.

Für die Zellen unentbehrlich
Hier wirkt Vitamin B₂, genau wie das Vitamin C, innerhalb der inneren Atmung, also der Verwertung von Sauerstoff und Wasserstoff. Es wird innerhalb dieses Energie-Prozesses auch Warburgsches Atmungs-Ferment genannt. Es ist insbesondere für den energieliefernden Atmungsprozeß in der Zelle unentbehrlich.

Weiter ist Vitamin B2 ein essentieller, mittels Ernährung zuzuführender Bestandteil von rund vierzig sogenannten Flavo-Proteinen oder gelben Fermenten. Vitamin B2 wirkt katalytisch, regt also den jeweiligen Stoffwechsel an oder greift regulierend in den Umsatz aller Nähr- und Baustoffe des Organismus ein. Ohne Vitamin B2 können Kohlenhydrate, Fette, Eiweißkörper und Nukleinsäuren nicht verarbeitet oder verstoffwechselt werden.

Wichtig für die Funktion der Augen
In seiner Wirkung ergänzt das Vitamin B2 zudem noch das Vitamin B6. Außergewöhnlich viel Vitamin B2 ist in den Zellen des Auges, der Netz- und der Hornhaut zu finden. Dieses deutet darauf hin, daß Riboflavin auch von elementarer Bedeutung für die Funktion des Auges ist.

Im Organismus ist Vitamin B2 zu 75—90 % gebunden, in Form der gelben Fermente. Wenn kein Überschuß an Fermentanteilen im Körper vorliegt, kann Vitamin B2 daher nicht gespeichert werden. Riboflavin ist als ein natürlicher gelber Farbstoff unter anderem auch für die Färbung des Harnes (mit-)zuständig.

Zufuhrempfehlungen
● Altersentsprechend sollten Kinder bis zum Alter von 10 Jahren 1,4 mg Vitamin B2 täglich zu sich nehmen.
● Männer sollten täglich 1,5—1,8 mg Vitamin B2 zu sich nehmen, wobei ab ca. dem 50. Lebensjahr der Bedarf wieder leicht sinkt auf ungefähr 1,4 mg.
● Frauen sollten ca. 1,3 mg Vitamin B2 pro Tag zu sich nehmen.
● Schwangere sollten diese Dosis um 0,3 mg und Stillende um 0,5 mg erhöhen.

Diese Werte gelten zur Aufrechterhaltung eines normal funktionierenden Stoffwechsels von gesunden Menschen. Extreme körperliche Beanspruchung oder extreme Ernährungsgewohnheiten verlangen auch eine entsprechend angepaßte Zufuhr von Vitamin B2.

Vitamin-B2-Mangel

Die Ursachen eines Vitamin-B2-Mangels beruhen in aller Regel auf Fehlernährung. Als wasserlösliches Vitamin ist es relativ instabil und wird beim Kochen leicht zerstört. Vitamin B2 wird im Dünndarm vom Organismus aufgenommen, wozu unter anderem die Salzsäure des Magens benötigt wird.

Vitamin-B2-Mangel durch Erkrankung am Magen- und Darmtrakt

Zu einem guten Teil wird Vitamin B2 bereits in den Zellen der Darmschleimhaut verstoffwechselt und in seiner Wirkform dem Organismus zur Verfügung gestellt. Ein anderer Teil wird insbesondere in Leber und Blut verstoffwechselt. Bei Erkrankungen des Magen-Darmtraktes, insbesondere des Dünndarms, ist dieser Vorgang gestört, und die Aufnahme dieses Vitamins wird teilweise verhindert. Ein Ausgleich des zwangsläufig auftretenden Mangels sollte zweckmäßigerweise durch Injektionen erfolgen.

Vorsicht bei Vitamin-B2-Mangel während Schwangerschaft

In aller Regel äußern sich Mangelzustände durch eine Vielzahl recht undeutlicher Symptome. Ein typisches Krankheitsbild liegt dabei nicht vor. Ein auf das Vitamin B2 zu beziehender Mangel ist auch deswegen schwer erkennbar, da meist auch andere wasserlösliche Vitamine fehlen und daher allgemeine Fehlernährungssymptome vorliegen. Hochgradige Mangelzustände des Riboflavins sind in unseren Breitengraden selten. Aufgrund der ungeheuer vielfältigen Funktionen dieses Vitamins im Stoffwechsel ist es jedoch verständlich, daß auch schon bei leichteren Formen des Vitamin-B2-Mangels schwere Störungen im Organismus auftreten können. Bei Vitamin-B2-Mangel während der Schwangerschaft findet man z.B. häufig Störungen der Embryonal-Entwicklung mit Mißbildungen wie Hasenscharten, Gaumenspalten oder Skelettveränderungen.

Symptome bei Vitamin-B2-Mangel

Sichtbare und spürbare Symptome eines Vitamin-B2-Mangels sind z.B. Müdigkeit, Arbeitsunlust (allerdings: nicht jede Arbeitsunlust ist auch ein Vitamin-B2-Mangel!), Veränderungen der Haut und der Schleimhäute wie z.B. Rötung, Schuppenbildung im Bereich der Augen, des Mundes, der Nase, auch im Bereich von After und Genitalien. Die Fingernägel verformen sich und bilden sich zurück. Die Funktion der Zunge ist beeinträchtigt. Es kommt zu Störungen des Magen-Darmtraktes. Weitere Symptome sind Hornhautveränderungen, rasche Ermüdung des Auges und Nachlassen der Sehschärfe. Zudem kommt es zu Störungen der Libido.

Im weiteren Verlauf kommt es zu Blutarmut, Rückbildungen und Zerstörungen des Nervengewebes. Das beste Indiz für einen Vitamin-B2-Mangel sind Risse in den Mundwinkeln.

Überdosierung

Überdosierungen von Vitamin B2 sind nicht bekannt. Selbst bei höchsten Dosen wurden keine Nebenwirkungen beobachtet.

Medizin und Therapie

Vorbeugung gegen Umweltbelastungen
Vitamin B_2 vermag schädliche Wirkungen verschiedener
Substanzen zu senken. Insofern funktioniert es, wie das
Vitamin C, als eine Art Radikalfänger. Eine ganze Reihe
krebserzeugender Stoffe kann durch Vitamin B_2 neutrali-
siert werden. Im Sinne einer Vorbeugung vor zunehmenden Umweltbelastungen ist die Einnahme von zusätzli-
chem Vitamin B_2 — z. B. in Form eines Multivitaminprä-
parates — durchaus sinnvoll.

In der Medizin hat sich Vitamin B_2 als Therapie durchgesetzt bei der Behandlung von quergestellten Furchen an
Mundwinkeln und Lippen, bei Rissen und Faulecken an
den Lippen sowie bei extremer Schuppung der Nasen-Lip-
pen-Falte und bei seborrhoischen Hautveränderungen im
Gesicht.

In der inneren Medizin wird Vitamin B_2 zur Vermeidung
von Mangelzuständen infolge von Resorptionsstörungen
im Magen-Darmbereich angewandt.

Vitamin B6

Vitamin-B6-Mangel ruft unter anderem entzündliche Hautveränderungen hervor. Deswegen wurde es früher auch Adermin oder Antidermatitisfaktor genannt. Heutzutage weiß man, daß es sich bei Vitamin B6 um drei biologisch völlig gleichwertige Vitamine handelt, die vom Wissenschaftler Pyridoxol, Pyridoxal und Pyridoxamin genannt werden. Die gebräuchliche medizinische Gruppenbezeichnung ist Pyridoxin = Vitamin-B6-Gruppe.

Diese Vitamine kommen in allen lebenden Zellen vor. Besonders viel Vitamin B6 enthalten Leber, Niere und Fleisch. Besonders Vitamin-B6-reiche Pflanzenprodukte sind alle Getreidearten, Kartoffeln, Hefe und Blattgemüse. Milch, Käse und Butter enthalten dagegen relativ wenig Vitamin B6. Der ergiebigste natürliche Vitamin-B6-Spender ist Lebertran.

Die Aufgaben im Organismus
Vitamin B6 arbeitet wie viele andere Vitamine auch als Co-Enzym oder als Wirkgruppe an einer ganzen Reihe von Fermenten. Dabei greift das Vitamin B6 vor allem in den Eiweißstoffwechsel ein. Es reguliert aber auch den Abbau von Kohlenhydraten und Fetten und greift in den energieliefernden Zitronensäurezyklus ein.

Wichtig für das Wachstum in Kindheit und Jugend
Da Vitamin B6 bei allen Stoffwechselvorgängen beteiligt ist, die Eiweiß umsetzen, greift es indirekt regulierend auch in den genetischen Apparat ein, das bedeutet, daß Vitamin B6 ungeheuer wichtig ist für eine ordnungsgemä-

ße Übertragung der Erbinformationen bei der Zellteilung und Zelldifferenzierung. Ähnlich dem Vitamin A steuert es hier die Bildung der richtigen Zellen. Somit ist das Vitamin B6 von äußerster Wichtigkeit für den Wachstumsprozeß in Kindheit und Jugend.

Für das Immunsystem unerläßlich
Außerdem ist es für die gesunde Strukturerhaltung der Haut von großer Bedeutung, da es innerhalb des Immunsystems die Fähigkeit des Organismus fördert, schädliche Keime, Bakterien und Viren zu erkennen, abzuwehren und zu vernichten. Ohne ausreichend Vitamin B6 ist keine ordnungsgemäße Antikörperbildung möglich. (Antikörper sind spezielle Eiweißgruppen, die bei der Vernichtung von unerwünschten Eindringlingen in den Körper für deren Abwehr notwendig sind.) Ohne Antikörper hätte der menschliche Organismus keine Abwehrmöglichkeit.

Wichtig für die Blutbildung und körperliche Leistungsfähigkeit
Vitamin B6 greift direkt in den Blutbildungsprozeß ein. Dem Vitamin B6 kommt eine besondere Bedeutung bei der körperlichen Leistungsfähigkeit zu, da es für die Mobilisierung der Energiereserven in den Muskeln zuständig ist. Energie ist in Form von Glykogen in den Muskelzellen eingelagert. Um diese Energie abrufen zu können, benötigt der Organismus innerhalb des Energiestoffwechsels das Vitamin B6.

Weitere Bedeutung kommt dem Vitamin B6 innerhalb der Nervenfunktion zu, da ein Großteil des Informationssystems des Organismus auf Produktion, Transport und Empfang von Informationseiweißkörpern beruht.

Neben der Folsäure ist das Vitamin B6 auch eines der wichtigsten Schwangerschafts-Vitamine, da in den 9 Monaten, in denen sich das Kind im Mutterleib entwickelt, eine sehr stark erhöhte Anzahl von Zellteilungen stattfindet.

Neben seiner Funktion als Stoffwechsel-Vitamin ist Vitamin B6 auch unerläßlich für Entgiftungsreaktionen und -prozesse innerhalb des Organismus.

Zufuhrempfehlungen
● Bei bestehenden Mangelerscheinungen empfiehlt sich die therapeutisch-vorbeugende Zufuhr von 10—20 mg Vitamin B6 pro Tag.
● Bei Schwangerschaftsübelkeit und Schwangerschaftserbrechen empfiehlt sich eine Einnahme von 120 mg Vitamin B6 pro Tag.
● Begleitend bei Therapien gegen Tuberkulose, Penicillinpräparaten sowie bei der Strahlenbehandlung (wie sie z. B. bei Krebs oder bösartigen Tumoren vorgenommen wird), sollten 3 x täglich 100 mg Vitamin B6 eingenommen werden.
● Als Therapie gegen das sogenannte prämenstruelle Syndrom, worunter der Mediziner den Formenkreis außergewöhnlicher Beschwerden während und vor der weiblichen Regel versteht, sollten täglich 50—100 mg Vitamin B6 eingenommen werden.

Zur Aufrechterhaltung eines normalen Stoffwechsels werden für den gesunden Menschen folgende Vitamin-B6-Zufuhren empfohlen:

● Kinder bis zu einem halben Jahr 0,3 mg Vitamin B6 pro Tag,
● Kinder von einem halben — 1 Jahr 0,6 mg,
● von 1—3 Jahren 0,9 mg,

- von 4—6 Jahren 1,3 mg,
- von 7—10 Jahren 1,6 mg.
- Schulkinder und Jugendliche sollten 1,8—2 mg Vitamin B6 pro Tag zu sich nehmen,
- erwachsene Männer 2,2 mg pro Tag,
- jugendliche Frauen sollten 1,8 mg Vitamin B6 pro Tag
- und erwachsene Frauen 2 mg Vitamin B6 pro Tag zu sich nehmen.
- Schwangere sollten zusätzlich weitere 0,6 mg und Stillende weitere 0,5 mg Vitamin B6 pro Tag zuführen.

Vitamin-B6-Mangel
Vitamin B6 wird vom Organismus im oberen Teil des Darmabschnittes aufgenommen. Bei Erkrankungen in diesem Darmbereich kommt es daher zu Mangelerscheinungen. Da Vitamin B6 in zahlreichen Lebensmitteln vorkommt, treten Mangelerscheinungen lediglich bei ungewöhnlicher Fehlernährung auf.

Durch Überhitzung der Nahrung Vitamin-B6-Mangel
Vitamin B6 ist ein relativ hitzeempfindliches Vitamin, so daß es bei Überhitzung der Nahrung zu Unterversorgung kommen kann. Ein Beispiel hierfür hat sich im Jahr 1950 in den USA ereignet: Damals gab es ein epidemieartiges Auftreten von Krämpfen bei Säuglingen. Wie sich später herausstellte, beruhte dies auf einer weitverbreiteten »Mode«, nämlich Babys ausschließlich mit hitzesterilisierter Kondensmilch zu ernähren.

Mangel durch die Einnahme der Antibaby-Pille
Aufgrund seiner speziellen Bedeutung im Östrogen-Stoffwechsel wird das Vitamin B6 auch gern als Frauen-Vitamin bezeichnet. Zu diesem »Ruhm« kam es, weil durch die Einnahme der Antibaby-Pille im Organismus bei

Frauen »unnatürlich« hohe Werte von Östrogenen vorliegen. Da Vitamin B6 den Östrogen-Spiegel reguliert, kommt es in der Folge zwangsläufig zu Vitamin-B6-Mangelerscheinungen.

Vorsicht! Großer Alkoholgenuß kann zu Vitamin-B6-Mangel führen
Ein weiteres Problem für den Vitamin-B6-Stoffwechsel ist der Alkohol. Häufiger und langandauernder Alkoholkonsum führt zunächst zu einer Verhinderung des Aufbaus von Vitamin-B6-Wirkgruppen im Stoffwechsel. Ist der Alkoholkonsum in einer Art und Weise fortgeschritten, daß Leberschädigungen aufgetreten sind, kommt es auch zu einem krankhaft hohen Abbau dieser Wirkgruppen in der Leber. So wird bei 50 % der Alkoholiker mit intakter Leber ein Vitamin-B6-Mangel festgestellt. Bei Alkoholikern mit Leberschaden trifft dies auf nahezu alle zu!

Vitamin-B6-Mangel durch Medikamente
Neben genetisch bedingten Störungen im Stoffwechsel des Vitamin B6 kann es auch durch verschiedene Formen medikamentöser Therapie zu Mangelerscheinungen kommen. Beispiele seien hier: Penicilline, Mittel gegen Parkinson, Cortisonbehandlungen sowie Mittel bei der Tuberkulosebehandlung.

Die ersten Symptome: Müdigkeit und Konzentrationsschwäche
Der Vitamin-B6-Mangel äußert sich bei Säuglingen in aller Regel in Krämpfen, bei Kindern führt akuter Vitamin-B6-Mangel zu Wachstumsstörungen und Muskelverkümmerung. Störungen in dieser Form sind aufgrund der doch relativ befriedigenden Ernährungslage in Mittel-Eu-

ropa eher selten. Aber auch ein verdeckter, geringfügiger Vitamin-B6-Mangel führt bereits zu folgenden Symptomen: Müdigkeit, Konzentrationsschwäche, Herabsetzung der Infektabwehrfähigkeit, zur Entzündung des Zahnfleisches und zu Veränderungen in der Haut, zudem zu Blutarmut und Nervenstörungen, verbunden mit krampfartigen Erscheinungen. Infolge der Nervenentzündungen bzw. Nervenverkümmerungen durch Vitamin-B6-Mangel kommt es zu Bewegungs- und Empfindungsstörungen.

Aufgrund der entzündlichen Veränderung im Nervensystem in Hand und Fuß kann es zu spontanen, nicht beherrschbaren Gliederbewegungen kommen.

Psychisch äußert sich dieser Mangel durch erhöhte Reizbarkeit, aber auch durch Kopf- und Gliederschmerzen. Auf der Haut kommt es zu Überentwicklung von Hornschichten und zu fettig-schuppigen, entzündlichen Veränderungen vor allem im Gesicht. Die Aktivität der Talgdrüsen ist erhöht, insbesondere im Bereich der Augen, der Nase und des Mundes. Aufgrund des gestörten Stoffwechsels kann es zu Nierenfunktionsstörungen kommen.

Ein unter Frauen weitverbreiteter, mit Vitamin B6 gut beherrschbarer, krankheitsartiger Verlauf einer Unterzufuhr von Vitamin B6 ist das sogenannte prämenstruelle Syndrom. Dieser Beschwerdekomplex ist gekennzeichnet durch unregelmäßige Blutungen, Kopfschmerzen, Unwohlsein, psychische Störungen und Abgeschlagenheit, Mattigkeit.

Überdosierung
Bleibt die Einnahme bei den im Abschnitt Zufuhrempfehlungen genannten Dosierungen, besteht das Problem einer Überversorgung von Vitamin B6 nicht, es können daher auch keine Nebenwirkungen auftreten.

Als maximale vertretbare Tagesdosis müssen 300 mg Vitamin B6 betrachtet werden. Darüber hinaus kann es bei dauerhafter täglicher Einnahme über einen Zeitraum von mehr als 18 Monaten zu Nervenausfällen kommen. Diese äußern sich unter anderem im Verlust des Tastgefühles und in Störungen der Bewegungsabläufe. Die einzig notwendige und einzig mögliche Gegenmaßnahme besteht im Absetzen der überhöhten Zufuhr. In aller Regel führt diese Maßnahme bereits nach kurzer Zeit zu völliger Normalisierung des Körperzustandes.

Medizin und Therapie

In der Schwangerschaft vorbeugen

Neben der Behebung von Mangelerscheinungen durch unzureichende Ernährung oder gestörte Aufnahme im Organismus, wird Vitamin B6 auch vorbeugend verordnet. Das kann unter anderem während der Schwangerschaft und Stillzeit der Fall sein. Wie ohnehin neben dem Vitamin Folsäure das Vitamin B6 eines der Hauptproblem-Vitamine in der Schwangerschaft ist: Rund 50 % der Schwangeren weisen ein Vitamin-B6-Defizit auf. Kommt es dabei zu ausgeprägten Mangelsymptomen wie Nervenentzündungen oder erhöhter Krampfbereitschaft, werden täglich 100—200 mg empfohlen.

Gegen Schwangerschafts-Depression

Die recht häufig vorkommende Schwangerschafts-Depression kann in aller Regel gut mit einer täglichen Gabe von 40 mg Vitamin B6 beherrscht werden.

Hier ist die Zugabe von Vitamin B6 besonders notwendig

● Neurologen wissen z. B., daß verschiedene Formen von Krankheitsbildern, die sich in Krämpfen zeigen, auf die

Verordnung von Vitamin B6 ansprechen. Dabei ist in einzelnen Fällen eine Tagesgabe von bis zu 500 mg notwendig, um Anfallsfreiheit zu erreichen.

● Das Absinken der Vitamin-B6-Konzentrationen im Organismus durch die Einnahme von Antibaby-Pillen läßt sich durch die tägliche Einnahme von 25—40 mg Vitamin B6 vermeiden.

● Bei der künstlichen Blutwäsche, die bei Ausfall der Nierenfunktion notwendig ist, müssen täglich 50 mg Vitamin B6 zugeführt werden.

● Zur Verhinderung der Nebenwirkungen, die Vitamin-B6-Gegenspieler wie Tuberkulose-Mittel und Penicillamine hervorrufen, hat sich seit Jahren die tägliche Verordnung von 30—100 mg Vitamin B6 bewährt.

● Asthma-Kranke können die Häufigkeit und Schwere der Asthma-Anfälle durch eine tägliche Gabe von 100—200 mg Vitamin B6 merklich verringern.

● Das gilt auch für den sogenannten »Strahlenkater«, die Folgen von Röntgen- oder Kobaltbomben-Bestrahlungen.

● Recht erfolgreich ist die Verordnung von 100—300 mg Vitamin B6 pro Tag auch beim sogenannten Karpaltunnel-Syndrom, einer Krankheit der Handnerven, die durch den Handwurzelkanal laufen, wodurch es zu Beugungsstörungen und Verlust der Tastempfindlichkeit der Finger kommt. Hervorgerufen wird diese Erscheinung durch Druckschäden der hierfür zuständigen Nerven, die entstehen können aufgrund von Bindegewebswucherungen oder in der Folge von schlecht verheilten Knochenbrüchen des Armes.

Vitamin B₁₂

Bezeichnung und Vorkommen
Vitamin B$_{12}$ wird auch Cyanocobalamin oder Cobalamin genannt. Chemiker sprechen aufgrund der ungeheuer komplizierten Struktur dieses Vitamins auch vom Vitamin-B$_{12}$-Cyano-Komplex.

Vitamin B$_{12}$ konnte erst 1948 chemisch identifiziert werden und ist somit eines der »neuesten« Vitamine. Dieses sehr späte Auffinden und Identifizieren erklärt sich durch zwei Tatsachen:

● Erstens ist der Bedarf des menschlichen Organismus an diesem Vitamin im Vergleich zu anderen äußerst gering, nämlich nur wenige millionstel Gramm, und

● zweitens ist die Struktur dieses Vitamins ungeheuer kompliziert. So kompliziert, daß es interessant ist, sie optisch darzustellen (siehe Abbildung rechts)

Vitamin B$_{12}$ — Herstellung durch Mikroorganismen
Vitamin B$_{12}$ kann nur von Mikroorganismen wie z.B. Kleinstpilzen oder Bakterien hergestellt werden. Daher findet es sich nur in tierischen Erzeugnissen wie z.B. Leber, Ei, Innereien oder in Seefisch, wobei insbesondere Eier und Fisch hervorragende Vitamin-B$_{12}$-Quellen sind. Zudem findet es sich in Stoffwechselprodukten von Mikroorganismen wie z.B. der Hefe.

Die Darmbakterien im Verdauungstrakt des Menschen sind ebenfalls in der Lage, Vitamin B$_{12}$ biosynthetisch herzustellen. Es ist aber noch nicht geklärt, ob dieses auch

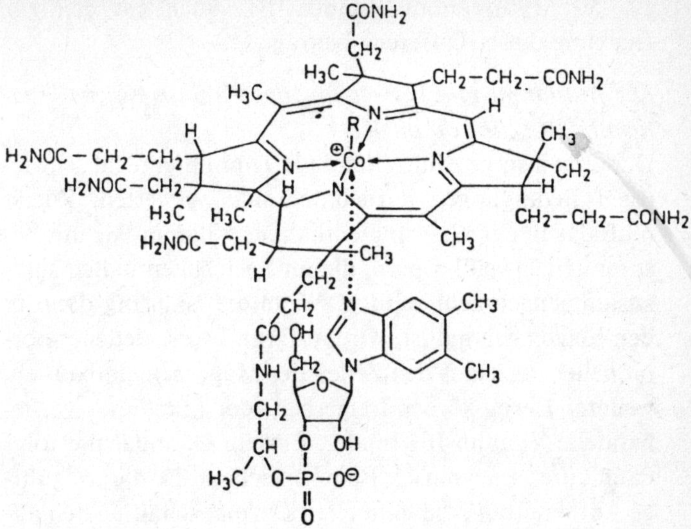

CONH$_2$

CH$_2$

H$_3$C

H$_3$C   CH$_2$—CH$_2$—CONH$_2$

H$_3$C

H   N   H

R

H$_2$NOC—CH$_2$—CH$_2$ N→Co←N   CH$_3$

H$_2$NOC—CH$_2$ CH$_2$

H$_3$C H$_3$C N   CH$_2$—CH$_2$—CONH$_2$

H$_2$NOC—CH$_2$ CH$_3$ CH$_3$

H CH$_2$

CH$_2$ N   CH$_3$

CO OH

NH CH$_2$ N CH$_3$

CH$_2$ O

CH OH

H$_3$C O—P—O$^\ominus$

O

Zentralatom Co

Corrinoide:

Am Co noch folgende Reste:

-CN Cyanocobalamin

-OH Hydroxocobalamin

-H$_2$O Aquocobalamin

-NO$_2$ Nitrocobalamin

-S-desoxyadenosyl-CH$_2$ Methylcobalamin

-S-desoxyadenosyl-cobalamin

vom Organismus aufgenommen werden kann, was jedoch anzunehmen ist, da bei normaler Kost täglich ca. 2,5 Mikrogramm Vitamin B$_{12}$ vom Organismus aufgenommen werden können, der tägliche Bedarf aber 2—3 mal so hoch liegt. Man kann also davon ausgehen, daß von den täglich durch die natürliche Darmflora hergestellten 10—50 Mikrogramm Vitamin B_{12} auch ein Teil zur Deckung dieser Differenz beiträgt.

Die Aufnahme und Verwertung des Vitamin B_{12} im Organismus ist sehr kompliziert

Der Organismus kann Vitamin B_{12} nur unter recht schwierigen Bedingungen aufnehmen und verwerten. Zuerst muß das in der Nahrung enthaltene Vitamin B_{12} mit bestimmten Eiweißkörpern, die im Speichel enthalten sind, zusammengebracht werden. Wenn die Nahrung dann in den Magen gelangt ist, wird aufgrund verschiedener hormoneller Reize aus den Zellen der Magenschleimhaut ein weiterer Eiweißkörper freigesetzt, der nur dieses vorbehandelte Vitamin B_{12} bindet. Erst im Dünndarm erfolgt dann durch Enzyme der Bauchspeicheldrüse die endgültige Aufbereitung, die in tieferen Darmabschnitten den anschließenden Übergang in den Organismus ermöglicht. Hierzu ist unter anderem auch ein ausreichender Calciumgehalt der Nahrung notwendig.

Die Aufgaben im Organismus

Im menschlichen Stoffwechsel stehen das Vitamin B_{12} und das Vitamin Folsäure in einem engen Abhängigkeitsverhältnis. Ein Mangel an Vitamin B_{12} bedeutet auch stets ein Aktivitätsverlust im Enzymsystem, das für den Stoffwechsel der Folsäure, den sogenannten Folatstoffwechsel, zuständig ist. B_{12} ist ebenfalls notwendig zur Speicherung des Vitamins Folsäure in der Leber, so daß ein B_{12}-Mangel in aller Regel auch einen Folsäure-Mangel bedingt.

Ohne Vitamine B_{12} können keine Eiweißbausteine aufgebaut werden

Wie die meisten anderen Vitamine tritt das Vitamin B_{12}

im menschlichen Stoffwechsel in Form von Wirkgruppen an Enzymen, dem sogenannten Cobalamin-Co-Enzym, in Aktion. Dabei greift es in viele Stoffwechselreaktionen im Bereich der Eiweiß- und Kohlenhydratverarbeitung ein. Insbesondere ist es bei der Zellteilung und der Übertragung der Informationen des Zellkernes in die neue Zelle unabdingbar. Ohne Vitamin B_{12} können keine Eiweißbausteine aufgebaut werden. Außerdem ist Vitamin B_{12} notwendig zur Regulierung der Energiespeicherung im Muskelgewebe. Der Kohlenhydrat-Stoffwechsel benötigt ebenfalls Vitamin B_{12} zur Energiegewinnung und zur Fähigkeit, die verschiedenen Zucker- und Stärkekörper ab- bzw. einzubauen.

Vitamin B_{12} beeinflußt außerdem den Auf- und Abbau körpereigener Fette.

Im Rückenmark beeinflußt das Vitamin B_{12} insbesondere die dort stattfindende Blutbildung. Im Bereich des Nervensystems ist es an der Auswahl der richtigen, zu verstoffwechselnden Fettsäuren und deren ausreichender Menge beteiligt.

Zufuhrempfehlungen

Zur Aufrechterhaltung des gesunden Stoffwechsels benötigt der Mensch täglich ca.:

● Kinder 0,3—2 Mikrogramm,

● Frauen 3—5 Mikrogramm,

● Männer ebenfalls 3—5 Mikrogramm,

● Schwangere und Stillende 4,5—7,5 Mikrogramm Vitamin B_{12}.

Vitamin-B$_{12}$-Mangel

Vorsicht bei vegetarischer Lebensweise!
Ursachen und Risiken für einen Vitamin-B$_{12}$-Mangel sind
genau so vielfältig, wie das Vitamin »kompliziert« ist. Im
Vordergrund steht eine ungenügende Aufnahme mit der
Nahrung. Ein Risiko, dem insbesondere vegetarisch lebende Personen unterworfen sind. Hier vor allem die sogenannten strengen Veganer oder Ovo-Lacto-Vegetarier,
die auch keine Milch- oder Eiprodukte zu sich nehmen.

Vitamin-B$_{12}$-Mangel bei Babys
Aufgrund der sehr langen Speicherzeit dieses Vitamins
im Körper kann es passieren, daß stillende Mütter, die
überhaupt keine Anzeichen eines Vitamin-B$_{12}$-Mangels
aufweisen, an ihren Säuglingen lebensbedrohliche Symptome eines akuten Mangels feststellen müssen.

Weitere Gründe für Mangelerscheinungen können neben
einer ungenügenden Speichelproduktion oder nicht aus-
reichendem Kauen der Nahrung vor allem Funktionsstörungen im Magen-Darmtrakt sein.

Vorsicht bei Erkrankungen im Magen- und Darmtrakt
Eine der Hauptursachen der ungenügenden Aufnahme
dieses Vitamins ist dabei das Fehlen des Eiweißkörpers,
der von der Magenschleimhaut zur Aufbereitung des Vitamin B$_{12}$ abgegeben wird. Dieses Protein, das auch Intrinsic Faktor genannt wird, kann aufgrund einer genetisch
bedingten Stoffwechselstörung oder aufgrund eines Feh-
lers im menschlichen Immunsystem fehlen. Ein weiterer
Grund hierfür kann die Entfernung des Magens (z. B. bei
Magenkrebs) sein, Störungen in der Funktion der Magenschleimhaut, wie sie z. B. durch entzündliche Erkrankungen oder Magengeschwüre auftreten können.

Erkrankungen des Darmes oder Entfernen von Teilen des Darmes aufgrund verschiedener Krankheiten bergen ebenfalls das Risiko eines Vitamin-B12-Mangels.

Auch Stoffwechselerkrankungen führen zu Verwertungsstörungen dieses Vitamins. Eine verbreitete Mangelursache kann auch der Befall von Parasiten sein, wie z. B. der Fischbandwurm, ebenso die Einnahme von bestimmten Medikamenten gegen Zuckerkrankheit oder Epilepsie.

Die möglichen Symptome und Beschwerden
Erste Mangelerscheinungen sind stets Nervenstörungen. Bei Männern ist ein Frühsymptom oftmals die Impotenz zusammen mit Beschwerden beim Harnlassen bis hin zur Unfähigkeit, Wasser zu lassen. Vitamin-B12-Mangel führt stets zu einer sehr gefährlichen Form der Blutarmut, die durch ausgeprägte Blutbildveränderungen gekennzeichnet ist, da rote Blutkörperchen fehlen. Anzeichen dafür sind blasse Haut und Schleimhäute mit einem Stich ins Gelbliche. (Dadurch kann die Vitamin-B12-Mangel-Blutarmut sehr gut unterschieden werden von der Eisenmangel-Anämie, die diese gelbliche Verfärbung nicht aufweist.)

Weitere Anzeichen sind Schwindelerscheinungen, Ohrensausen, Probleme mit dem Herzen sowie eine Neigung zu Ohnmachtsanfällen. Die Zungenoberfläche wird glatt und brennt. Man verspürt ein Kribbeln der Glieder, das sogenannte Ameisenlaufen, und der Augapfel verfärbt sich gelblich. Neben der Blutarmut bildet sich eine Störung des Knochenmarks heraus, wodurch die dort gebildeten Blutkörperchen nicht ausreifen und funktionsunfähig bleiben.

Störung des Knochenmarks
Anzeichen dieses Entmarkungsprozesses im Rücken-

mark sind: Taubheits- und Spannungsgefühl sowie Kribbeln und Kältegefühl bis hin zu einem Gefühl der Abgestorbenheit der Glieder in Armen und Beinen. Diese Erscheinungen treten stets symmetrisch auf und beginnen meist zuerst in den Beinen, der Verlauf der Erkrankung ist rasch fortschreitend und betrifft später auch den Unterleib. Es kommt zu Geschmacks-, Geruchs- und Appetitverlust, oftmals begleitet von heftigen Durchfällen. Junge Frauen zeigen oftmals als einziges Symptom Unfruchtbarkeit, meistens verbunden mit Depressionen.

Vitamin-B12-Mangel führt zu einem vorzeitigen Ergrauen der Haare, im Bereich des Nervensystems finden sich Störungen der Hautsensibilität sowie des Tast-, Schmerz-, Temperatur- und Vibrationssinnes. Es kommt zu Bewegungsstörungen und Koordinationsschwierigkeiten.

Überdosierung

Überdosierungserscheinungen sind selbst bei überhöhter Einnahme dieses Vitamins nicht bekannt. Allerdings weiß man, daß dauerhafte Dosierungen, die mehr als das 10-fache der bereits angegebenen Werte betragen, Akne hervorrufen können. Diese bildet sich bei der Absetzung der zu hohen Vitamin-B12-Gaben wieder zurück. Personen, die an der Schuppenflechte (Psoriasis) leiden, können durch die Zufuhr höherer Vitamin-B12-Gaben eine Verschlimmerung ihrer Krankheit feststellen.

Medizin und Therapie

Ärzte verordnen Vitamin B12 regelmäßig bei ernährungsbedingter Blutarmut sowie beim Bild der perniziösen Anämie und bei Funktionsstörungen des Rückenmarks. Eine Medikation mit Vitamin B12, sowie konsequenterweise auch den anderen Vitaminen des B-Komplexes, erfolgt bei Erkrankungen und Funktionsstörungen des Magen-Darmtraktes, wie z. B. bei Magenschleimhautentzündung, Fischbandwurmbefall, Störungen der Bauchspeicheldrüse. Vorbeugend erfolgt die Verordnung von Vitamin B_{12} nach schwerwiegenden Operationen des Magens oder des Darmes. Eine Verabfolgung von Cyanocobalamin ist stets notwendig bei genetisch bedingtem Mangel an Intrinsic Faktor sowie bei Vitamin-B_{12}-Stoffwechselstörungen.

Niacin

Bezeichnung und Vorkommen

Niacin ist der Gattungsbegriff für zwei biologisch gleichwertige Vitamine, nämlich Nicotinsäure und Nicotinamid. Nach Bedarf kann der Organismus das eine schnell in das andere umbilden und umgekehrt. Gelegentlich wird Niacin auch Vitamin PP genannt. Dieser Begriff leitet sich ab von der Niacinmangelkrankheit Pellagra, die in Gebieten mit überwiegender Maisernährung, wie z. B. Ägypten, Norditalien oder Lateinamerika, vorkommt. PP bedeutet in dem Falle Pellagra-Preventing Factor, also Pellagra-Schutz-Vitamin.

Niacin findet sich vor allem in Innereien und Fleisch sowie in Hefe, Weizen und Reiskleie, aber auch in Kaffee! In Mais sowie in anderen Getreidesorten liegt es in einer vom menschlichen Organismus nicht verwertbaren Form vor, was den gehäuft auftretenden Mangel in den oben genannten Gebieten erklärt.

Die Aufgaben im Organismus

Niacin greift in alle Reaktionen ein, die mit dem Ab- und Aufbau von Fetten, Kohlenhydraten und Eiweiß zusammenhängen. Dabei hilft es besonders den gelben Fermenten des Vitamin B_2 in der Atmungskette, wodurch dem Niacin eine zentrale Bedeutung bei der Energiegewinnung und Energiebereitstellung im Organismus zukommt. Niacin übt über die eigentliche Funktion als Vitamin hinaus eine Wirkung auf die Blutgefäße aus. In gewissen Dosierungen zwischen 20 und 200 mg erweitert

Niacin die Gefäße und wirkt somit durchblutungsför-
dernd. Im Zellstoffwechsel greift Niacin steuernd mit ein
in die sogenannte Zelldifferenzierung, d. h. es hilft mit,
die richtigen Zellen am richtigen Ort zu bilden. Niacin ist
auch beteiligt an der Wiederherstellung geschädigter Erbinformationen. Im Blut trägt Niacin zur Erhaltung der
Sauerstofftransportkapazität bei.

Zufuhrempfehlungen
Der Tagesbedarf an Niacin hängt zum einen vom Körpergewicht, zum anderen von der Menge der aufgenommenen Nahrung und auch von der Menge des aufgenommenen Nahrungseiweißes ab. Nahrungseiweiß besteht zu einem Teil aus Tryptophan, einem speziellen Eiweißkörper,
aus dem der menschliche Organismus selbst Niacin herstellen kann. Deshalb kann der Tagesbedarf an Niacin
nur geschätzt werden.

● Kinder bis zu 1 Jahr ca. 8 mg,
● von 1—6 Jahren ca. 10—11 mg,
● über 6 Jahren 16 mg.
● Schulkinder und erwachsene Männer sollten täglich
rund 20 mg Niacin zu sich nehmen.
● Bei Frauen liegt der Bedarf etwas niedriger, bei ca. 15 mg.
● Schwangere sollten rund 2 mg, Stillende sogar 5 mg zusätzliches Niacin zu sich nehmen.

Niacin-Mangel
Niacin wird vom Organismus bereits im Magen aufgenommen, in noch größerem Umfang im Dünndarm.
Krankheiten und Funktionsstörungen in diesem Bereich
können zu Mangelerscheinungen führen. In aller Regel
sind Ursachen des Niacin-Mangels jedoch ungenügende

Aufnahme mit der Ernährung, wobei dies aus den oben genannten Gründen auch aufgrund einer eiweißarmen Ernährung der Fall sein kann. Dies gilt auch für Verwertungsstörungen von Eiweiß, wie sie als seltene Stoffwechsel- oder Resorptionskrankheiten bekannt sind. Mangel an Vitamin B6 kann ebenfalls zu Niacin-Mangel führen, da der Organismus Vitamin B6 benötigt, um Tryptophan in Niacin umwandeln zu können.

Mangelerscheinungen durch ungenügende Niacin-Zufuhr äußern sich in drei Richtungen:

● Veränderung der Haut (Pellagra):
Pellagra bedeutet rauhe Haut. Dabei sind vor allem die Körperpartien, die dem Sonnenlicht ausgesetzt sind, betroffen wie z. B. Gesicht, Nacken, Handrücken und Unterarme. Der Mangel äußert sich zuerst in Erscheinungen, die an Sonnenbrand erinnern. Bei längerer Dauer schuppt sich die Haut jedoch ab und färbt sich dunkel ein.

● Schleimhautveränderungen an Mund, Zunge, Magen und im Verdauungsbereich:
Veränderungen im Verdauungstrakt beginnen bereits zu Beginn der ungenügenden Niacin-Zufuhr. Sie äußern sich in Erbrechen, Verstopfung oder Durchfall sowie Appetitlosigkeit und Schwindelgefühl. Später wird die Zunge befallen. Sie wird hochrot, schwillt an und entzündet sich.

● Veränderungen nervöser Art:
Die nervösen Störungen umfassen Erscheinungen wie Schlaflosigkeit, Müdigkeit, Kopfschmerzen. In schlimmeren Fällen von akutem oder lang anhaltendem Mangel kommt es zu Depressionen, Verwirrtheitszuständen und Halluzinationen. In der Folge verlangsamen sich Denk-

und Bewegungsfähigkeit bis hin zur Umnachtung. Epilepsieartige Schüttelkrämpfe und allgemeine Erschöpfung deuten auf die letzte Phase der Mangelerkrankung, die bis zum Tode führen kann.

Überdosierung

Krankheiten durch Überdosierung von Niacin, wie sie z. B. für die Vitamine A und D beschrieben werden können, gibt es nicht. Bei therapeutisch eingesetzten größeren Dosierungen (200 mg pro Tag und mehr) kann es infolge der Erweiterung der Blutgefäße zu Rötungen und Wärmegefühlen kommen. Als Nebenwirkung wurde dabei über Blutandrang zum Kopf berichtet sowie unangenehmen Geschmack im Mund, Übelkeit, Magenschmerzen, Erbrechen. In selteneren Fällen kann es zu Hautausschlag und Empfindungsstörungen des Tastgefühls kommen sowie zu überhöhter Darmbewegung und Talgproduktion der Talgdrüsen in der Haut.

Medizin und Therapie

Bei Erkrankungen von Magen und Darm
Bei Erkrankungen des Magen- und Darmtraktes wird Niacin zusammen mit den anderen Vitaminen des B-Komplexes empfohlen sowie selbstverständlich zur Behebung von Niacin-Mangelzuständen, wie z. B. Pellagra und pellagraartigen Erkrankungen.

Anwendung bei chronischem Alkoholismus, Arteriosklerose und erhöhten Blutfettwerten
Niacin wird angewandt bei chronischem Alkoholismus sowie bei Durchblutungsstörungen (Arteriosklerose) und überhöhten Blutfettwerten. Nervenärzte verwenden Niacin über den eigentlichen Mangel hinaus bei Kopfschmer-

zen, Schlafstörungen, Halluzinationen, Verwirrtheitszuständen, bei Umnachtung und epilepsieartigen Schüttelkrämpfen. Niacin wird auch verwendet als Diagnosemittel: Da es im Falle eines Niacin-Mangels bereits innerhalb 24 Stunden die mit diesem Mangel verbundenen psychischen Störungen beheben kann, wird es versuchsweise bei Psychosen eingesetzt, deren Ursachen im unklaren liegen.

Biotin

Bezeichnung und Vorkommen

Biotin wurde früher auch Vitamin H (H = Haut) oder Bios 2b genannt. Noch bis vor kurzem wurde angenommen, daß Biotin kein essentielles Vitamin sei. So wörtlich in den Empfehlungen der Deutschen Gesellschaft Ernährung für die Nährstoffzufuhr: »Beim gesunden Menschen besteht kein Bedarf an exogener (durch die Nahrung) Zufuhr. Der erforderliche Tagesbedarf wird beim gesunden Menschen unabhängig vom Alter durch Synthese in den Darmbakterien gedeckt. Eine Erhöhung durch Biotin-Gaben ist nicht erwünscht, da sie die mikrobielle Synthese beeinträchtigen kann.«

Die Wissenschaft ist anderer Meinung
Die aktuelle wissenschaftliche Erkenntnis bringt andere Ergebnisse: Da die Aufnahme von Biotin nach seiner Freisetzung aus den Eiweißverbindungen, in denen es in der Nahrung vorliegt, bereits im oberen Dünndarm geschieht (wobei das Biotin-Molekül die Darmwand unverändert durchwandert), ist es als äußerst unwahrscheinlich anzunehmen, daß die Herstellung des Biotins durch die körpereigene Darmflora für den Bedarf des menschlichen Organismus ausreichend ist, da diese Bakterien in tiefergelegenen Darmbereichen angesiedelt sind.

Biotin ist in vielen Grundnahrungsmitteln
Biotin kommt in der Natur insbesondere in Pflanzensamen, in Hefe und in Fleisch vor, außerdem reichlich in Leber, Niere, Eigelb und Champignons. Interessant ist dabei, daß der menschliche Organismus nicht in der Lage

ist, das Biotin roher Eier zu verarbeiten. Das Biotin gekochter oder gebratener Eier kann jedoch aufgenommen werden.

Die Aufgaben im Organismus

Wichtig bei der Umwandlung von Nahrungs- in Körperenergie
Wie alle B-Vitamine greift Biotin in den Kohlenhydrat-, Fett- und Eiweißstoffwechsel ein. In seiner an Enzyme gebundenen Wirkform als Coenzym spielt es eine herausragende Rolle bei der Umwandlung von Nahrungsenergie in Körperenergie. Dadurch sind ausreichende Mengen an Biotin Voraussetzung für Wachstum, Fortpflanzung und normalen Aufbau der Hautgewebe sowie für Haare und Fingernägel. Auch die Funktion der in der Haut liegenden Drüsen ist Biotin-abhängig.

Ähnlich der Pantothensäure ist die Haut das Hauptwirkungsfeld des Biotins.

Zufuhrempfehlungen

Die Festlegung genauer Bedarfszahlen für die Biotin-Zufuhr durch die Ernährung ist sehr schwierig, da nicht genau bekannt ist, in welcher Menge die körpereigene Biotin-Herstellung der Darmbakterien für den Organismus zur Verfügung steht. Verschiedene Wissenschaftler definieren den Biotin-Bedarf durch die Ernährung zur Aufrechterhaltung eines gesunden Stoffwechsels wie folgt:

● Kinder bis zu einem halben Jahr 35 Mikrogramm Biotin,
● von einem halben bis zu 3 Jahren 50—65 Mikrogramm,
● von 4—10 Jahren ca. 85—120 Mikrogramm Biotin,

● Schulkinder und Erwachsene ca. 100—200 Mikrogramm Biotin.

Biotin-Mangel

Biotin-Mangel durch Antibiotika
Ein Biotin-Mangel infolge unzureichender Aufnahme dieses Vitamins durch die Ernährung ist nicht bekannt. Biotin-Mangel kann jedoch infolge der Veränderung der Bakterienflora des Darmes entstehen. Das geschieht z. B. bei der Therapie mit Antibiotika.

Überhöhter Verzehr roher Eier
Eine weitere Möglichkeit der künstlichen Schaffung eines Biotin-Mangels ist der überhöhte Verzehr von rohen Eiern. Rohe Eier enthalten den Eiweißkörper Avidin, der im Organismus Biotin abbindet und biologisch unwirksam macht.
Wer also die berühmten rohen Eier im Glas zu sich nimmt, um sich für bestimmte Betätigungen zu stärken, tut sich in Wahrheit keinen Gefallen.

Weitere Probleme im Biotin-Stoffwechsel können durch angeborene Mängel an Enzymen entstehen. Dadurch entsteht das Bild eines Biotin-Mangels.

Symptome des Biotin-Mangels
Biotin-Mangel äußert sich in entzündlichen Veränderungen der Haut, begleitet von Funktionsstörungen der Talgdrüsen. Die Haut verfärbt sich grau. Der Betreffende leidet an nervösen Störungen und Teilnahmslosigkeit. In der Folge kommt es zu einer Magersucht, verbunden mit Erbrechen, Muskelschmerzen und Empfindungsstörungen an Händen und Füßen. Charakteristisch ist der Haarausfall sowie ein allgemeiner Schwächezustand.

Biotin-Mangel im frühkindlichen Alter kann relativ schnell zum Tode führen.

Überdosierung

Das Vitamin Biotin ist für den menschlichen Organismus selbst in größten Dosierungen absolut verträglich.

Medizin und Therapie

Während Schwangerschaft und Stillzeit und bei Leberzirrhose oder Fettleber ist zusätzliche Einnahme geboten
Aufgrund seiner verschiedenen Angriffspunkte im Stoffwechsel sollte Biotin während Schwangerschaft und Stillzeit zusätzlich zur Nahrung eingenommen werden. Da Biotin für seine Aufgaben im Organismus im Leberstoffwechsel aufbereitet wird, ist die Erkrankung an einer Leberzirrhose oder Fettleber ein wichtiger Grund zur zusätzlichen Verabreichung von Biotin.

Biotin sollte bei künstlicher Ernährung durch Infusionen zusätzlich verabreicht werden, auf jeden Fall aber bei Therapien mit Antibiotikapräparaten, außerdem bei der künstlichen Blutwäsche.

Biotin-Gaben brachten sehr gute Erfolge bei verschiedenen Hautstörungen und werden bei sprödem oder rissigem Haar sowie bei Haarausfall empfohlen bzw. verordnet.

Die Einnahme von Biotin in Form von Präparaten empfiehlt sich stets in der Kombination mit anderen Vitaminen des B-Komplexes, da selten mit einem alleinigen Mangel an Biotin zu rechnen ist.

Folsäure

Bezeichnung und Vorkommen
Die Folsäure wird auch Pteroylglutaminsäure genannt oder Vitamin M.

Die Folsäure kommt sowohl im Pflanzen- als auch im Tierreich fast überall vor. Besonders reich an Folsäure sind Leber, Niere, Muskelfleisch, Milch und Käse. In der Nahrung pflanzlichen Ursprungs ist vor allem dunkles Blattgemüse besonders folsäurereich. Wie fast alle B-Vitamine kommt Folsäure auch in Hefe vor.
Die Darmflora des Menschen bildet ebenfalls Folsäure. Allerdings geht man heute davon aus, daß diese vom Organismus nicht aufgenommen werden kann.

Die Aufgaben im Organismus
Die Folsäure ist eine der wichtigsten Überbringersubstanzen innerhalb des Eiweißstoffwechsels. Ohne dieses Vitamin können eine ganze Reihe von für den Organismus absolut lebensnotwendigen Eiweißbausteinen nicht gebildet werden. Eine weitere zentrale Aufgabe der Folsäure ist die Regulierung der Bildung von Blutkörperchen im Rückenmark sowie die Erzeugung des roten Blutfarbstoffes Hämoglobin.

Besondere Bedeutung für werdende Mütter und ihre Kinder
Eine weitere sehr wichtige Aufgabe der Folsäure ist die Unterstützung der Biosynthese von Nucleinsäuren, das sind die Bausteine, in denen die Erbinformationen — die Gene — gespeichert sind. Bei der Zellteilung werden diese

kopiert und verdoppelt und auf den neuen Zellkern übertragen. Dieses ist ein Vorgang, der ohne Folsäure nicht ordnungsgemäß funktionieren würde. Außerdem ist Folsäure am Aufbau des Nervengewebes beteiligt sowie an dessen Funktionieren, indem es die Herstellung verschiedener Übertragungssubstanzen und Hormone reguliert. Mit dieser Fülle von sehr filigranen Aufgaben hat die Folsäure eine ganz besondere Bedeutung für werdende Mütter und ihre Kinder (siehe auch Kapitel »Vitamine in der Schwangerschaft«).

Zufuhrempfehlungen

Zur Aufrechterhaltung eines normalen Stoffwechsels benötigen gesunde Menschen:

● im Alter bis zu 3 Jahren täglich 100 Mikrogramm Folsäure,

● von 3—6 Jahren täglich 200 Mikrogramm Folsäure,

● von 7—10 Jahren täglich 300 Mikrogramm Folsäure.

● Schulkinder, erwachsene Männer und Frauen sollten täglich 400 Mikrogramm Folsäure zu sich nehmen.

● Schwangere Frauen und stillende Mütter sollten diese Zufuhr auf mindestens 800—1.000 Mikrogramm Folsäure pro Tag erhöhen.

Folsäure-Mangel

Gegen Hitze und UV-Bestrahlung nicht beständig
Die Ursachen eines Folsäure-Mangels liegen in aller Regel in einer ungenügenden Zufuhr mit der Nahrung. Folsäure ist sehr empfindlich und zerfällt unter ultravioletter Bestrahlung, die eine leider heutzutage immer mehr um sich greifende Sterilisierungsmethode geworden ist. Zudem ist Folsäure sehr hitzeempfindlich, so daß sie in gekochten

Lebensmitteln leicht zerstört werden kann. Folsäure wird vom Organismus im Dünndarm aufgenommen. Treten dort Krankheiten auf, kann es auch zu einer Folsäure-Unterversorgung kommen.

Folsäure-Mangel bei der werdenden Mutter
Ein weiteres Risiko der Folsäure-Unterversorgung ist, so seltsam es auch klingt, die Schwangerschaft. Der Bedarf an Folsäure durch das wachsende Kind steigt enorm. Da die Natur mehr das Wohl des Kindes als das der Mutter im Auge hat, werden die Folsäure-Vorräte der Mutter erbarmungslos geplündert und dem heranwachsenden Leben zur Verfügung gestellt. Dabei kann es bei der Mutter zu erheblichen Mangelerscheinungen kommen, z. B. Übelkeit, Erbrechen und Durchfall. Sichtbar und spürbar werden dann auch kleinere Geschwüre in Mund und Rachen; mitunter kommt es zu Haarausfall und entzündlichen Hautveränderungen.

Hält dieser Mangel über längere Zeit an, kommt es zur sogenannten Schwangerschafts- oder Folsäure-Mangel-Anämie, eine krankhafte Blutarmut, die gekennzeichnet ist durch unvollständige und nicht funktionsfähige Blutkörperchen. Diese Folsäure-Mangel-Blutarmut ist insofern besonders gefährlich, da sie in ihrem Erscheinungsbild der durch einen Vitamin-B_{12}-Mangel hervorgerufenen Blutarmut zum Verwechseln ähnlich ist. Es ist daher von allergrößter Wichtigkeit, daß Ärzte und auch Patienten wissen, um welche Blutarmutskrankheit es sich handelt. Die Behandlung der Vitamin-B_{12}-Blutarmut mit Folsäure vermag zwar das Blutbild wieder zu normalisieren, verschleiert aber die krankhafte Veränderung des Rückenmarks.

Symptome eines Folsäure-Mangels treten auch auf, wenn

es zu Unterversorgungen der Vitamine C und B_{12} gekommen ist. Beide Vitamine sind ganz eng mit dem Stoffwechsel der Folsäure verknüpft, so daß diese ihre Arbeit nicht aufnehmen kann, wenn C und B_{12} nur ungenügend im Organismus vorhanden sind.

Vorsicht bei einer Reihe von Medikamenten!
Die Verwertung von Folsäure im Organismus kann auch durch verschiedene Medikamente und Drogen behindert werden, z. B. durch Alkohol, Schlaf- und Beruhigungsmittel vom Barbiturat-Typ, Mittel gegen Tuberkulose und Epilepsie. Auch Arzneimittel gegen Krebs, sogenannte Zytostatika und Metastasen-Hemmer, die das Vergrößern und Ausbreiten von Krebs und Krebszellen im Organismus verhindern sollen, sind Folsäure-Gegenspieler, d. h. sie vereiteln die Arbeit der Folsäure im Organismus, wodurch insbesondere der Aufbau von Erbinformationen und die Zellteilung gehemmt wird.

Überdosierung
Diesbezüglich ist die Folsäure ein sehr einfaches Vitamin. Es gibt weder Probleme mit Überdosierungen noch Nebenwirkungen bei Einnahme dieses Vitamins in zu hohen Dosen.

Medizin und Therapie
Folsäure wird meistens im Zusammenhang mit den anderen B-Vitaminen in der Medizin eingesetzt, in erster Linie zur Bekämpfung des Folsäure-Mangels durch ungenügende Zufuhr mit der Ernährung oder Wechselwirkung mit Drogen. Dieses Vitamin wird deswegen Alkoholikern, aber auch Leberkranken und Drogenabhängigen oft verordnet. Die Folsäure muß therapeutisch verab-

reicht werden bei verschiedenen Formen von Blutarmut sowie während der Schwangerschaft und Stillzeit. Außerdem bei Störungen der Magen-Darmfunktion und Erkrankungen in diesem Bereich. In der klinischen Therapie hat die Folsäure in einer etwas geänderten Form als Folinsäure Eingang gefunden. Mit diesem Präparat können die lebensbedrohlichen Nebenwirkungen der Chemotherapie gegen Krebserkrankungen beherrscht werden.

Pantothensäure

Bezeichnung und Vorkommen

Das Vitamin Pantothensäure wird auch als Panthenol oder als Dexpanthenol bezeichnet. Unter dieser Bezeichnung hat es reichhaltigen Eingang in äußerlich anzuwendende Kosmetika und Hautpräparate gefunden. Dabei geht die Wirkweise des Panthenols weit über die Wirkung als Vitamin hinaus, weshalb eine ausführliche Würdigung der damit verbundenen Phänomene unter einem separaten Kapitel — Vitamine und die Haut — erfolgt.

Pantothensäure als Nahrungsvitamin kommt in fast allen Körperzellen vor. Reichlich ist sie enthalten in Leber, Eiern, Niere und Muskelfleisch sowie in Fisch. Gute Pantothensäure-Quellen sind ferner roher Reis, Weizenkleie sowie Hülsenfrüchte, grünes Gemüse und Hefe.

Die Aufgaben im Organismus

Im menschlichen Organismus, vor allem in den Zellen des menschlichen Körpers, liegt Pantothensäure als Wirkgruppe des sogenannten Co-Enzyms A vor. Zusammen mit der im Körper vorhandenen Kohlensäure kann dieses Co-Enzym A energiereiche Verbindungen bilden und aktiviert und verstoffwechselt Eiweiß- und Fettbausteine.

Fette, Kohlenhydrate und viele Eiweißbausteine werden abgebaut

In Zusammenarbeit mit aktivierter Essigsäure baut die Pantothensäure dabei Fette, Kohlenhydrate und sehr viele Eiweißbausteine ab. Dabei wird insbesondere im sogenannten Zitronensäurezyklus die Essigsäure unter hohem Energiegewinn abgebaut (siehe auch Abbildung B-Vitamine). Damit ist Pantothensäure unerläßlich zur Energiegewinnung innerhalb des menschlichen Stoffwechsels.

Wichtig zur Entgiftung des Organismus von Sulfonamiden

In einem anderen Reaktionsprozeß reguliert Pantothensäure das Zusammenfügen der Bausteine für Bindegewebe, Knorpel und andere menschliche Gerüstsubstanzen. Bei diesem Reaktionsprozeß ist die Pantothensäure besonders wichtig zur Entgiftung des Organismus von Sulfonamiden, eine Stoffgruppe, die in der Medizin zur Bekämpfung von schweren Infektionen eingesetzt wird.

Pantothensäure ist bedeutsam für:

● Aufbau und Funktion von Körpergeweben,

● die Funktion der Schleimhäute,

● Wachstum und ausreichende Farbpigmentierung der Haare,

● den optimalen Ablauf der Stoffwechselvorgänge der Haut, Haare, Nägel.

Zufuhrempfehlungen

Der Pantothensäure-Bedarf des Menschen kann lediglich geschätzt werden. In jedem Falle ist er aber abhängig vom Energieverbrauch. Derzeit geht man davon aus, daß der Tagesbedarf bei ca. 10 mg Pantothensäure liegt. Dies entspricht einem Nahrungsbrennwert von 2.500 kcal. Liegt der Bedarf höher, z. B. bei körperlicher Mehrbelastung oder bei Streßerscheinungen, steigt in gleichem Maße der Pantothensäure-Bedarf des Organismus.

Pantothensäure-Mangel

Da dieses Vitamin praktisch überall in der Nahrung vorkommt, tritt kaum ein isolierter Mangel an Pantothensäure auf. Hinzu kommt noch, daß auch die menschlichen Darmbakterien eine gewisse Menge Pantothensäure herstellen, von der nicht bekannt ist, in welchem Umfang sie vom menschlichen Organismus aufgenommen werden kann.

Pantothensäure wird in allen Abschnitten des Dünndarms im Organismus aufgenommen, teilweise auch bereits im Magen. Insofern kann es zu Mangelerscheinungen bei Funktionsstörungen im Magen-Darmbereich kommen. Außerdem durch mangelhafte Zufuhr mit der Nahrung. Daher tritt ein Pantothensäure-Mangel in aller Regel mit einem Mangel an weiteren Vitaminen des B-Komplexes gemeinsam auf.

Mangelerscheinungen durch schlechte Ernährung und hohen Alkoholkonsum
Zu einer Unterversorgung kann es speziell kommen bei schlechter Ernährung, Unterernährung und vor allem bei überhöhtem Alkoholkonsum. Die Krankheiten Pellagra, Beriberi und Vitamin-B$_2$-Mangel weisen in aller Regel einen gleichzeitigen Pantothensäure-Mangel auf.

Symptome durch Pantothensäure-Mangel
Bei einem Mangel an diesem Vitamin stehen Störungen des Nervensystems im Vordergrund, insbesondere in Form von gestörter oder übersteigerter Beweglichkeit der Hände und Füße. Dies ist meistens begleitet von Empfindungsstörungen.

Es kommt zu Magen-Darmstörungen und deutlich verzögerter Wundheilung sowie zu Mißbehagen bis zu einem brennenden Gefühl, insbesondere in den Füßen. Darum hat sich in der Medizin auch die Bezeichnung »burning-feet Syndrom« für die Pantothensäure-Mangelkrankheit gehalten.

Allgemeine Begleiterscheinungen eines Mangels an Pantothensäure sind Kopfschmerzen, Müdigkeit, Herzklopfen, abfallender Blutdruck und Koordinationsstörungen in den Bewegungsabläufen.
Es kommt zu Störungen des Blutkreislaufs sowie zu Erbrechen, Schmerzen im Bauchbereich, begleitet von heftigen Blähungen. Körperliche Schwäche und Niedergeschlagenheit kommen hinzu, als Folge von Schlaflosigkeit und Übelkeit. Die oberen Atemwege werden rasch infektanfällig.

Besonders problematisch am Pantothensäure-Mangel ist, daß es nach Einsetzen der Unterversorgung relativ rasch — innerhalb weniger Wochen — zu diesen Mangelerscheinungen kommt, die recht unvermittelt einsetzen. Allerdings lassen sie sich durch ausreichende Zufuhr auch wieder sehr schnell beheben.

Überdosierung

Pantothensäure ist — ebenso wie Biotin — ein absolut verträgliches Vitamin. Selbst bei hohen Dosen von mehreren 100 mg können weder Erscheinungen, die auf eine Überdosierung hinweisen, noch Nebenwirkungen beobachtet werden.

Dies gilt auch für den Hautbereich, also die äußere Anwendung, wo Panthenol sehr verträglich ist. Allerdings kann es — wenn auch sehr selten — zu Sensibilisierungen gegenüber dem industriell hergestellten Vitamin Dexpanthenol kommen, und zwar im Rahmen allgemeiner allergischer Abwehrreaktionen des Organismus. Diese Reaktionen kommen in ihrer Häufigkeit allerdings noch seltener vor, als z. B. Allergien gegenüber Erdbeeren oder Haselnüssen.

Medizin und Therapie
Da die Mangelerscheinungen des Vitamins Pantothensäure in aller Regel gemeinsam mit Mangelerscheinungen an anderen Vitaminen auftreten, hat Pantothensäure in Form des Calcium-Pantothenats oder des Dexpanthenols in der Medizin in Multivitaminpräparaten Eingang gefunden. Dies erscheint auch die einzig sinnvolle Art, Mängel zu beheben.

In Salben und Cremes
Medizinisch wird Pantothensäure als Dexpanthenol in Salben, Cremes sowie in Darreichungsformen für die Schleimhäute des Mundes und der Nase eingesetzt, um eine ganze Reihe von Oberflächenverletzungen oder Funktionsstörungen zu behandeln. Dieses therapeutische Prinzip hat sich in den letzten 40 Jahren absolut durchgesetzt und kann wahrlich als sanfte Medizin bezeichnet werden, denn es entfaltet keine chemotherapeutische Wirkung, sondern unterstützt die Haut in ihrem Selbstheilungsprozeß.

In der Klinik findet Pantothensäure in Form von Injektionen Anwendung nach schweren Operationen, um die oft auftretende nachoperative Darmschlaffheit zu verhindern bzw. wieder aufzuheben.

Weitere, als Vitamine bezeichnete Stoffe

Vitamin B8

So wurde früher das Adenosinmonophosphat bezeichnet, heute weiß man, daß es sich hierbei nicht um ein Vitamin handelt, sondern um einen mit Phosphor verbundenen Eiweißkörper.

Vitamin B13

Steigerung des Lernvermögens und der Gedächtnisleistung
So wurde früher die Orotsäure bezeichnet. Orotsäure ist ein Bestandteil der Nucleinsäuren — kettenförmige Gebilde im Zellkern, die die menschlichen Erbinformationen beinhalten. Heute weiß man, daß Orotsäure kein Vitamin ist. Ihr kommt aber dennoch eine wichtige Stellung in der Nahrung und in verschiedenen Arzneimitteln zu, da sie leberzellenregenerierende Wirkungen hat und günstigen Einfluß auf den Stoffwechsel des Gehirns haben kann, indem sie das Lernvermögen verbessert, die Gedächtnisleistung zu steigern vermag, sowie die Reflexabläufe beschleunigen kann.

Zur Vorbeugung gegen Gicht
Außerdem kann Orotsäure den Harnsäurespiegel senken, was wichtig ist zur Vorbeugung der Krankheit Gicht.

Vitamin B15

Ist ebenfalls kein Vitamin, sondern die Pangamsäure. Pangamsäure ist in fast sämtlicher Nahrung pflanzlichen und tierischen Ursprungs enthalten. Sie wird oft in Arteriosklerosemitteln, in Mitteln gegen Alterserscheinungen (Geriatrika), in Lebermitteln und Aufbaupräparaten eingesetzt. Die Wirkung ist allerdings nicht nachprüfbar.

Inosit

Inosit ist ein Nahrungsfaktor, der dem Organismus zugeführt werden muß, da er ihn selbst nicht bilden kann. Allerdings ist auch Inosit kein Vitamin. Früchte, Samen, Getreideprodukte wie Vollkornbrot, aber auch Fleisch und Innereien enthalten reichlich Inosit. Im Organismus kann Inosit den Abtransport von Fett aus den Leberzellen stimulieren, kann also bei extrem fetthaltiger Ernährung vor Leberverfettung schützen. Es wird vermutet, daß Inosit im menschlichen Stoffwechsel am Abbau von Kohlenhydraten beteiligt ist. Da keine Mangelerscheinungen bekannt sind, muß die Unentbehrlichkeit dieses Stoffes in Frage gestellt werden.

Vitamin F

Lebensnotwendig für das menschliche Wachstum
Hierbei handelt es sich um die essentiellen Fettsäuren. Sie spielen im menschlichen Stoffwechsel eine bedeutende Rolle beim Ab- und Aufbau der verschiedenen Körper- und Nahrungsfette. Da diese Fettsäuren (z. B. Linol-, Linolen- und Arachidonsäure) vom Organismus nicht selbst gebildet werden können, aber für den Stoffwechsel notwendig sind, werden sie als essentiell bezeichnet. Da ihr Fehlen für den Menschen schwere gesundheitliche Störungen zur Folge hat, z. B. Wachstumsstillstand bei Jugendlichen, Hautveränderungen, Störungen im Wasserhaushalt sowie Fortpflanzungsstörungen, sind sie lebens-

notwendig. Im strengen Sinne handelt es sich jedoch nicht um Vitamine.

Vitamin P

Wichtige Funktionen im Körper
Sind Bioflavonoide, wie z. B. Rutin. Diese Stoffe sind für den menschlichen Organismus sehr wichtig, da sie z. B. die Zellmembranen abdichten und die Durchlässigkeit der Gefäße regulieren. »Vitamin P« kommt in praktisch allen Pflanzen vor, eine erhöhte Zufuhr kann im alternden Organismus durchaus vorteilhafte Auswirkungen haben. Allerdings konnte bisher nicht nachgewiesen werden, daß die Bioflavonoide für den menschlichen Organismus oder Stoffwechsel unentbehrlich sind. Sie dürfen deshalb nicht als Vitamine bezeichnet werden.

Vitamine

Gesundheit, Fitneß, Krankheit, Rekonvaleszenz

Ab wann kann man von Vitaminmangel sprechen?

Wie aus den Einzeldarstellungen der Vitamine hervorgeht, haben Mangelerscheinungen Krankheitsbilder zur Folge. Je größer der Mangel, desto schlimmer die Erkrankung. Der Mediziner unterscheidet verschiedene Formen der unzureichenden Versorgung mit Vitaminen:

1. Suboptimale Versorgung oder marginaler Mangel. Damit ist ein Ernährungszustand gemeint, der zwar unterhalb dessen liegt, was landläufig als ernährungsnotwendig bezeichnet wird, aber noch keine konkrete Erkrankung zur Folge hat, die vom Arzt als solche erkannt wird.

2. Versorgungsdefizit oder echter Mangel. Bei diesem Zustand können schon krankhafte Erscheinungen auftreten, die aber nach Verabreichung der fehlenden Vitamine zurückgehen. Insbesondere bei den fettlöslichen Vitaminen ist infolge der hohen Körpervorräte in dieser Phase noch nicht mit dem Auftreten von Mangelerscheinungen zu rechnen.

Tabelle 5: Vitamin-Speicherfähigkeit des gesunden menschlichen Organismus

Vitamin B_{12}	ca. 3 Jahre
Vitamin A	ca. 1 Jahr
Vitamin E	ca. 6 Monate
Vitamin D, Folsäure	ca. 2 Monate
Vitamin C, B_2	ca. 2 Wochen
Niacin, B_6, K	ca. 2 Wochen
Vitamin B_1	ca. 4 Tage

3. Chronische Unterversorgung. Hierbei treten Schäden auf, die sich mit der Zeit verschlimmern und manifestieren. Ist der Unterversorgungszustand derart lang andauernd, daß auch die Körperdepots der Vitamine A, D, E und K erschöpft sind, sind nicht mehr rückgängig zu machende Schäden nicht auszuschließen. Eines der schlimmsten Beispiele hierfür ist die Xerophthalmie, eine Augenerkrankung aufgrund chronischen Vitamin-A-Mangels, die zu bleibender Erblindung führt. Die Xerophthalmie ist eine Geißel der ärmsten afrikanischen Länder, der insbesondere Kinder zum Opfer fallen.

Tabelle 6: Endemischer Vitaminmangel in der Nahrung

Vitamin A	tropische und subtropische Länder
Vitamin B_2	tropische und subtropische Länder
Vitamin D	subtropische Länder
Folsäure	weltweit, auch West-Europa
Niacin	südafrikanische Länder
B_1	Burma und angrenzende Gebiete

Während die Stufen 2 und 3 »gut erforscht« sind, und über Auswirkungen und Therapiemöglichkeiten breite Kenntnisse bestehen, ist die Stufe 1, der marginale Mangel, noch Gegenstand heftigen Expertenstreites.
Hierbei zeichnen sich zwei grobe Richtungen ab:

Die Vertreter der einen Gruppe erklären, daß eine Zufuhr von Vitaminen oberhalb des »Schwellenwertes«, an dem eine echte Unterversorgung beginnt, unnötig, wenn nicht sogar schädlich sei. Dabei wird eine Fülle von Beobachtungen und Beweisen verkannt bzw. mißachtet, die sehr wohl zeigen, daß eine suboptimale Versorgung Folgen haben kann. Darauf gehen die nächsten Kapitel intensiv ein.

Die andere Richtung vertritt den Standpunkt, daß die offiziell kolportierten Zufuhrempfehlungen für einige Vitamine zu niedrig seien. Bevor darauf eingegangen wird, zuvor einige Worte zur tatsächlichen Vitaminversorgungssituation in Deutschland.

Was können Vitamine wirklich?
Die folgenden Kapitel sollen auch helfen, ein wenig Ordnung in die größtenteils widersprüchlichen Veröffentlichungen zu bringen. Es wird der jeweils aktuelle Wissensstand hinsichtlich Wirksamkeit und Anwendungsbereiche der Vitamine beleuchtet, wobei auch nicht ausgespart wird, was Vitamine eben nicht leisten können und wo sie vielleicht gänzlich unangebracht oder sogar gefährlich sind.
Dabei versucht dieser Vitaminführer, vorhandene Scheu vor der Verwendung von Vitaminpräparaten zu nehmen, indem kritisch aufgezeigt wird, wo diese Produkte sinnvoll oder gar unumgänglich sind. Die einzelnen Beiträge wollen als Hilfestellung verstanden werden, mehr über das Funktionieren des menschlichen Organismus zu lernen und vorhandene Ängste vor Vitaminen bzw. Vitamin-Präparaten abzubauen.

Die Versorgung mit Vitaminen

Die überwiegende Mehrheit der Ernährungswissenschaftler ist der Auffassung, daß sich jeder gesunde Bürger unseres Landes durch die normale Ernährung ausreichend mit Vitaminen versorgt. Diese Meinung teilt der Verfasser dieses Buches nicht.

Die Vitaminzufuhr anpassen
Schon ein Blick auf die nachfolgenden »Risikogruppen«, wie sie vom Frankfurter Arbeitskreis für Ernährungs- und Vitamininformation zusammengestellt wurden, zeigt, daß eine verhältnismäßig große Zahl von Menschen einen teilweise erheblich erhöhten Vitaminbedarf hat. (Immerhin sind das alles gesunde Menschen!) Die gleichen Ernährungswissenschaftler stimmen bei diesen Personengruppen überein, daß »die Bedarfsdeckung mit Vitaminen nicht gesichert« sei! Welch ein Widerspruch zur allgemeinen Aussage.

Risikogruppen

Besonders zu beachten:

Schwangere stillende Mütter

A, B1, B2, B6, Folsäure, C (plus Eisen, Zink, Jod und Calcium)

Schwangerschaft und Stillzeit stellen besonders hohe Anforderungen an den Körper der Frau. Dies wirkt sich auch auf den Vitaminbedarf aus, der in dieser Zeit um 30 bis 100 Prozent höher ist als gewöhnlich.

Risikogruppen

Teenager *Besonders zu beachten:*

Folsäure, B1, B2 (plus Mineralstoffe, speziell Eisen und Jod)

Der Wachstumsschub des Jugendlichen in der Pubertät verursacht einen enormen Nährstoffbedarf. Eine erhöhte Zufuhr — auch an Vitaminen — ist für Wachstum und Entwicklung erforderlich.

Wenn vitaminarme Schnellimbisse und Fast-Food-Gerichte einen wesentlichen Teil der täglichen Nahrungszufuhr ausmachen, besteht grundsätzlich die Gefahr einer Mangelernährung.

Senioren *Besonders zu beachten:*

A, D, B1, B2, B6, Folsäure, C (plus Eisen und Calcium)

Durch die Verlangsamung des Stoffwechsels im Alter sinkt auch der Energiebedarf. Viele ältere Menschen haben wenig Appetit und essen weniger. Die Eßgewohnheiten können sich zudem durch äußere Einflüsse ändern: das Einkaufen fällt schwer, die Lust am Kochen schwindet, das Kauen bereitet Probleme. Mit der Nahrung werden dann oft nicht genügend Vitamine aufgenommen.

Magen-Darm-Erkrankungen und die Einnahme von Medikamenten können sich zusätzlich negativ auf den Vitaminhaushalt auswirken.

Risikogruppen

Besonders zu beachten:

Raucher

C, Folsäure

Starkes Rauchen erhöht den Bedarf an verschiedenen Vitaminen. Das liegt daran, daß mehr Vitamine verbraucht werden, u. a. um schädliche Rauchbestandteile zu »entgiften«. Beispielsweise benötigen Raucher 40 Prozent mehr Vitamin C als Nichtraucher.

Besonders zu beachten:

Menschen, die viel Alkohol trinken

B_1, B_6, Folsäure, Niacin, C

Alkohol beeinflußt die Aufnahme und Verwertung von Vitaminen negativ. Außerdem führt regelmäßiges Trinken von Alkohol zu Appetitverlust, geringerer Nahrungsaufnahme und damit zu einer geringeren Versorgung mit Vitaminen.

Besonders zu beachten:

Während der Diät

C, B_1, B_2, B_6, Folsäure (plus Mineralstoffe)

Wenn Mahlzeiten ausgelassen werden oder auf bestimmte Nahrungsmittel verzichtet wird, wird automatisch auch die

Risikogruppen Vitaminzufuhr herabgesetzt. Bei einer Diät mit einem Energiegehalt von 1.500 kcal ist es sehr schwierig, die Nahrungsmittel so auszuwählen, daß auch die Vitaminversorgung gesichert ist. Bei einer 1.000- oder gar 800-Kalorien-Diät besteht die Gefahr eines Vitaminmangels, besonders, wenn die Diät über längere Zeit durchgeführt wird. Hier den Bedarf durch Vitaminpräparate decken.

Die »Pille« *Besonders zu beachten:*

B_6, B_2, Folsäure

Hohe Hormongehalte (Östrogen) in der »Pille« können den Vitaminhaushalt durcheinanderbringen und einen höheren Vitaminbedarf verursachen. Vor allem davon betroffen ist Vitamin B_6.

Menschen unter körperlichem Streß *Besonders zu beachten:*

Akute Infektionen, größere Operationen, Verbrennungen, aber auch körperliche und geistige Anstrengung oder emotionale Einflüsse bedeuten Streß für den Körper.

Streß führt einerseits zu einem höheren Vitaminverbrauch und somit zu einem größeren Vitaminbedarf, andererseits ist die ausreichende Vitaminversorgung Voraussetzung für die erfolgreiche Bewältigung von Streß.

An dieser Stelle gilt es also festzuhalten, daß es zumindest Personengruppen gibt, deren »Vitaminversorgung« nicht ausreichend ist — unter Zugrundelegung der Zufuhrempfehlungen der Deutschen Gesellschaft für Ernährung.

1977/78 und 1980/81 wurden unter Mithilfe des Statistischen Bundesamtes für Frauen und Männer von 19 bis 50 Jahren die im Durchschnitt (!) verbrauchten Vitaminmengen ermittelt.

Folgt man den minimalen Zufuhrempfehlungen der DGE, so ergibt sich folgendes Bild:

Vitamin B$_1$:	Frauen sind unterversorgt.
Pantothensäure:	Unterversorgung bei Männern, erheblich zu wenig nehmen Frauen zu sich.
Folsäure:	Alle Altersgruppen und Geschlechter sind teilweise dramatisch unzureichend versorgt.
Vitamin C:	Alle Altersgruppen und Geschlechter sind unterversorgt.

Versorgungsnotstand bei vier Vitaminen

Schon in dieser nicht kontrastreichen Untersuchung muß für immerhin 4 Vitamine (fast ein Drittel!) generell ein Versorgungszustand konstatiert werden, der zwar noch keine Mangelerkrankungen befürchten läßt, jedoch vom optimalen Zustand weit entfernt ist. Dieses Problem potenziert sich jedoch bei den zuvor genannten »Risikogruppen«.

Für Schwangere und stillende Mütter kann der Mehrbedarf laut DGE recht genau definiert werden:

	% Mehrbedarf Schwangere	% Mehrbedarf Stillende
Vitamin A	38	125 (!)
Vitamin E	17	42
Vitamin B_1	25	42
Vitamin B_2	20	53
Vitamin B_6	88 (!)	38
Vitamin B_{12}	20	20
Niacin	13	33
Folsäure	100 (!)	150 (!)
Pantothensäure	25	38
Vitamin C	33	67

Zuvor wurde festgestellt, daß die Folsäure-Unterversorgung generell prekär ist. Wieso soll das plötzlich bei Schwangeren und Stillenden besser sein?

Es gibt Vitaminversorgungslücken

Es kann also festgehalten werden, daß für einzelne Vitamine durchaus Versorgungslücken bestehen, und zwar in allen Bevölkerungsgruppen.

Diese Versorgungsproblematik spiegelt sich wider in Untersuchungen, die 1982/83 in Heidelberg, Michelstadt und Berlin durchgeführt wurden:

Mit Hilfe biochemischer Messungen konnten die Vitaminspiegel bei Frauen und Männern zwischen 18 und 24 Jahren und über 65 Jahren ermittelt werden. Dabei ergaben sich die folgenden Werte (die für eine große Anzahl der untersuchten Personen Meßwerte im kritischen Bereich ausweisen, z. B. viel zu wenig Vitamingehalt im Blutserum, um alle Organfunktionen optimal durchzuführen):

| | Anteil der Personen mit Risikowerten | | | |
| | Frauen | | Männer | |
	18—24 J.	über 65 J.	18—24 J.	über 65 J.
Vitamin B1	23,2%	17,8%	17,6%	18,9%
Vitamin B2	22,2%	7,6%	10,1%	11,8%
Vitamin B6	10,7%	10,8%	7,2%	5,5%
Folsäure	27,5%	15,4%	26,7%	19,2%
Vitamin B12	1,5%	0,5%	0,6%	1,2%
Vitamin C	—	8,7%	2,2%	10,0%
Vitamin A	5,7%	4,8%	3,9%	9,4%
Vitamin D (Herbst)	1,5%	10,8%	1,7%	7,8%
Vitamin D (Frühjahr)	13,3%	38,0%	12,7%	23,0%
Vitamin E	9,1%	0,5%	—	—

Der Vitaminmangel ist nachweisbar!
Was sich also in der Versorgungs- und Verbrauchssituation abzeichnet, ist bei einem Gutteil der Bevölkerung nachweisbar: Durch alle Schichten hindurch sind Vitaminmeßwerte vorhanden, die ein erhöhtes Erkrankungs-Risiko belegen. Die eingangs zitierte Wissenschaftlermeinung, wir Bundesbürger seien ausreichend mit Vitaminen versorgt, ist dadurch widerlegt.

Damit sind auch die Empfehlungen der DGE nicht ausreichend und sollten zumindest bei einigen Vitaminen überdacht werden.

Für diese These sprechen viele Tatsachen:

Die DGE empfiehlt eine durchschnittliche Aufnahme von rund 75 mg Vitamin C und 12 mg Vitamin E. Der zweifache Nobelpreisträger Pauling rät dringlich zur Aufnahme von rund 2 g Vitamin C und 200—400 mg Vitamin E pro Tag. Seinen Rat begründet er recht schlüssig mit dem Verweis auf den Ursprung des Menschen, der erst spät in seiner Entwicklung zum »Gemischtköstler« wurde, nachdem er als Vegetarier »von den Bäumen stieg«. Seinerzeit nahm der Mensch im Vergleich zu heute ungeheure Mengen an Vitamin C und E zu sich.

Pauling kann denn auch nachweisen, daß die von ihm angeratene Menge an Vitamin C die Grippeanfälligkeit senkt und überhaupt das gesamte Immunsystem des Menschen zu stärken vermag. (Er selbst verweist dabei auf seine blühende Gesundheit, obwohl er fast 90 Jahre alt ist!)

Nicht nur Pauling, sondern auch viele andere amerikanische Forscher heben auf die erhöhte Sterblichkeit in den »zivilisierten« Ländern aufgrund von Herz-Kreislauf-Erkrankungen ab und betonen, daß diese durch vermehrte Einnahme von Vitamin E gemindert werden kann.

Vitamin C verringert das Herzinfarktrisiko

Diese Behauptungen wurden kürzlich durch vergleichende Untersuchungen in verschiedenen Ländern bestätigt. Durch eine Studie an 3.000 Männern konnte bewiesen werden, daß überdurchschnittlich hohe Vitamin-C-Werte im Blutspiegel die Gefahr, einen Herzinfarkt zu erleiden, deutlich verringern. *Bei einer geringfügigen Vitamin-C-Unterversorgung steigt das Risiko bereits um das 1,6-fache! (Ohne Berücksichtigung von Faktoren wie Rauchen, Übergewicht etc.)*

Eine andere Studie beweist ebenfalls den Zusammenhang zwischen erhöhtem Herzinfarktrisiko und Vitamin-C-Unterversorgung:

● Süditalien und die Schweiz gelten als Regionen mit niedriger Sterblichkeit an sogenannten ischämischen Herzerkrankungen (z. B. Infarkt), nämlich weniger als 130 Todesfälle pro 100.000 Personen. Interessanterweise weisen die Männer dort die höchsten Vitamin-C-Werte im Blut auf.

● Nordirland liegt sowohl im Bereich der mittleren Sterblichkeit an Herzerkrankungen als auch im mittleren Bereich der Vitamin-C-Werte.

● In Schottland und Finnland, wo die Sterblichkeit an Herzerkrankungen über 350 Todesfälle pro 100.000 Bürger liegt, sind auch die gemessenen Blutwerte am tiefsten.

Warum also sollen die Deutschen eigentlich nur 75 mg Vitamin C und 12 mg Vitamin E zu sich nehmen?

Es empfiehlt sich daher, die Nahrung so zusammenzustellen oder zu ergänzen, daß täglich

<blockquote>

mindestens 500 mg Vitamin C

und　　　　**mindestens 100 mg Vitamin E**
</blockquote>

darin enthalten sind.

Drastische Veränderungen der Ernährungsgewohnheiten in den letzten 100 Jahren

Zwei weitere Faktoren müssen bei der Einschätzung der offiziellen Zufuhrempfehlungen an Vitaminen und auch an anderen essentiellen Nährstoffen berücksichtigt werden: Zum einen hat in den letzten einhundert Jahren eine drastische Veränderung der Ernährungsgewohnheiten in der »zivilisierten« Hemisphäre stattgefunden, die ersichtlich beeinflußt wurde durch die rasend schnell verbreitete, zunehmende Mechanisierung und Elektrifizierung von Beruf und Leben. Für den Menschen bedeutete dies eine von Generation zu Generation stetig abnehmende Menge an körperlicher Arbeit. Damit verbunden ist eindeutig eine Verringerung der Energiezufuhr; der Mensch ißt weniger.

Das bedeutet freilich nicht nur eine Verringerung an Kohlenhydraten, Fett und Eiweiß, was durchaus wünschenswert ist, sondern auch eine Verringerung der Vitaminzufuhr in der täglichen Nahrung. Unweigerlich steigt das Risiko an Versorgungsstörungen — Beispiele sind reichlich in diesem Buch genannt.

Die durch Umwelteinflüsse geschwächte Immunität erfordert eine verstärkte Vitaminzufuhr

Zum anderen müssen Umwelteinflüsse im weitesten Sinne in die Betrachtungen einbezogen werden. So wissen Ernährungsforscher sehr genau, daß die Versorgung mit den Spurenelementen Kupfer und Selen immer schwieriger wird, da die landwirtschaftlich genutzten Böden immer ärmer werden.

Z.B. Norddeutschland und ganz Skandinavien weisen mittlerweile eine manifeste endemische Selen-Unterversorgung auf. Diese Tatsache findet keinen Widerhall bei den Empfehlungen der DGE. Für Gesamteuropa gilt eine endemische Unterversorgung des Vitamins Folsäure — DGE: Fehlanzeige. Es ist absolut bekannt, daß durch die weitverbreitete Motorisierung und industrielle Tätigkeit der Volkswirtschaften ganz besonders die Elemente Blei, Cadmium und Quecksilber in Luft, Böden und Wasser abgegeben werden. Diese Biosphäre ist mittlerweile großflächig eindeutig verunreinigt. Pflanzen und

Tiere lagern diese »Gifte« ein, unsere Nahrung ist also belastet.

Darum entstehen zwei Risiken für den menschlichen Organismus:

● Erstens werden seine Bemühungen, sich gesund und vollwertig zu ernähren — Pilze, Getreide, Fischprodukte (!) — konterkariert durch damit einhergehende vermehrte Aufnahme von diesen Umweltgiften.

● Zweitens sinkt seine Abwehr- und Ausscheidungsfähigkeit dieser schädlichen, potentiell toxischen Elemente durch die zu geringe Vitaminaufnahme.

Es ist erwiesen, daß die Fähigkeit des Organismus, mit einer erhöhten Belastung von Blei, Cadmium und Quecksilber fertig zu werden, mit der mengenmäßigen Mehrzufuhr an Vitamin C, E und Selen ansteigt.

Man sollte sich daher die Ansicht des Tübinger Professors Schmidt zu eigen machen:
Die Vitaminempfehlungen der Deutschen Gesellschaft für Ernährung sind lediglich geeignet, das unumgängliche Minimum zur Erhaltung sämtlicher Vitalfunktionen des Organismus und zur Vermeidung von Mangelerscheinungen zu charakterisieren, also die schlicht lebensnotwendige Menge. Die jedenfalls höhere Menge, die notwendig ist, um die zweifellos vorhandenen Schutzfunktionen der Vitamine auszunutzen, ist damit nicht erfaßt!

Diese Aussage faßt moderne wissenschaftliche Erkenntnisse zusammen:

● Eine erhöhte Versorgung mit Vitamin C bietet verbesserten Schutz vor Infektionskrankheiten (z. B. Grippe, Schnupfen).

● Eine erhöhte Versorgung mit Vitamin C und E mindert das Risiko, an Herz- und Kreislaufkrankheiten zu sterben.

● Eine verbesserte Versorgung mit Vitamin C, E und Selen optimiert die Gefahrenabwendung der modernen Umweltgifte Cadmium, Quecksilber und Blei.

● Eine erhöhte Aufnahme von Vitamin B6 und Folsäure mindert Regelbeschwerden der Frau.

● Eine optimierte Zufuhr von Vitamin E trägt dazu bei, Altersbeschwerden aufgrund der Zellschutzfunktionen dieses Vitamins zu verzögern und zu lindern.

● Eine optimale Vitamin-A-Aufnahme senkt das Risiko, an Folgeerscheinungen größerer Erkrankungen unnötig lange zu leiden. (Z. B. wird durch erhöhte Aufnahme von Vitamin A bei Masern die Quote komplizierter, weiterer Symptome erheblich reduziert.)

● Und diese Auffassung berücksichtigt die Erkenntnis, daß das Risiko, an Krebs zu erkranken, immer in Zusammenhang mit der Vitamin-Versorgung der Betroffenen zu sehen ist.
Viele große Studien haben eindeutig belegt, daß sogenannte suboptimale Versorgung mit den Vitaminen A, E und C immer mit einer wesentlich erhöhten Rate an Krebserkrankungen einhergeht.

Dies bedeutet (leider!) nicht, daß durch »viele Vitamine« gewährleistet ist, keinen Krebs zu bekommen. Aber die Wahrscheinlichkeit, daran zu erkranken oder zu sterben, wird meßbar geringer. Dies ist auch nicht dosisabhängig, was bedeutet, daß ab einer gewissen Schwelle kein Mehr an Schutz zu erwarten ist.

Aus diesen Gründen seien — ergänzend zu den Empfehlungen der DGE — noch die folgenden Ratschläge zur vollen Ausnutzung der Schutzfunktionen wichtiger Vitamine aufgestellt:

Vitamin C:	Tageszufuhr normal ca. 500 mg. Bei erhöhter körperlicher Belastung bis zu 1 g pro Tag. Im Krankheitsfall bis zu 2 g pro Tag.
Vitamin A:	Tgl. durchgängig zwischen 5.000 I.E. und 10.000 I.E. mit der Nahrung und durch geeignete Präparate einnehmen.
Vitamin E:	Tgl. bis zu 200 mg einnehmen. Stadtbewohner sollen wegen der erhöhten Belastung durch den Autoverkehr auf 300 mg pro Tag kommen. Bei erhöhter körperlicher Belastung und bei Aufenthalt in Regionen über 3.000 m Höhe sollte auf die Einnahme von mindestens 400 mg Vitamin E, verteilt auf zwei- oder dreimalige Einnahme, geachtet werden.

Spezielle Vitaminprobleme, z. B. im Alter, bei Frauen und Schwangeren oder im Sport, sind in gesonderten Kapiteln berücksichtigt.

Vitamine und Ernährungsrisiken

Riskante Ernährungsgewohnheiten können bei sogenannten Reduktionsdiäten vorliegen, d. h. bei Einschränkungen in der Nahrungsaufnahme mit dem Ziel »abzuspecken«, sowie bei krankhaftem Ernährungsverhalten wie Anorexie (Magersucht) und Bulimie (Eß- und Brechsucht). Das damit verbundene Eßverhalten nimmt teilweise äußerst ungünstigen Einfluß auf den Vitaminhaushalt, der dadurch eine ganz spezielle Beachtung erfordert.

Diät

Bald jeder dritte Bundesbürger meint, zu viel Gewicht mit sich herumzutragen. Die Versuche, Gewicht wegzuhungern, sind nur selten von langfristigem Erfolg gekrönt, da einer meist zu geringen körperlichen Betätigung ein reichhaltiges Angebot an genußorientierten Lebensmitteln und Spirituosen gegenübersteht. Diesen optischen Versuchungen, die durch Geselligkeit, aber auch Frust und beschönigende Werbung noch verstärkt werden, können sich die Betroffenen kaum entziehen; die Diskrepanz zwischen Energieaufnahme und Energieverbrauch wächst oder bleibt konstant bestehen. Und lagert sich an Bauch und Hüften ab — der Mensch gerät aus den Fugen. Ein weites Feld für vielfältigste Wunderkuren, die den Übergewichtigen rasches Abnehmen und Wiedererlangen der »Wohlgestalt« vorgaukeln. Ja, vorgaukeln, denn die Erfolge sind in 90 % aller Fälle nur von kurzer Dauer. Einer kurzen Zeit der Energiebilanzverschiebung durch reduzierte Nahrungsaufnahme folgt in der überwiegenden Mehrheit der Fälle eine Rückkehr zu den alten Gewohnheiten. Das eigentliche Problem bleibt bestehen.

Tabelle 7: Ihr Normalgewicht

Männer (Normalgewicht) mittlerer Körperbau

cm	kg	cm	kg
157	61,4	175	71,1
160	63,0	176	74,9
162	64,6	178	76,6
165	66,3	180	78,5
167	67,6	183	81,0
170	70,1	186	83,6
172	71,7	188	85,4
174	73,4	190	87,3

Frauen (Normalgewicht) mittlerer Körperbau

cm	kg	cm	kg
148	51,0	170	65,4
152	53,1	172	67,0
155	54,9	173	67,9
158	56,7	174	68,6
160	57,9	176	70,2
162	59,3	178	71,7
165	61,3	180	73,4
167	63,1	183	75,7

Die Tabellen geben einen Anhalt, in welchem Rahmen sich die »Idealgewichte« bewegen. 5—10 % darüber sind nicht als ungesundes Übergewicht zu sehen, sondern als normal innerhalb der gewöhnlichen Spannbreiten. Dieses Gewicht erhält man am dauerhaftesten stabil, wenn man seine persönliche Energiebilanz durch körperliche Aktivität aufbessert.

Weitere Orientierung geben die folgenden Anmerkungen zum Thema Energieverbrauch.

Übergewicht — eine schwere Last für den Organismus
Ein Beispiel, welche »Last« — im wahrsten Sinne des Wortes — Übergewicht für den Organismus ist:

● Ein 100 kg schwerer Mann verbraucht

2.250 kcal Energie

wenn er 24 km Strecke in 80 min. zurücklegt.

● Für die gleiche Strecke benötigt er bei 160 min. Laufzeit immerhin noch

2.020 kcal Energie.

● Ein lediglich 54 kg schwerer Zeitgenosse benötigt für die gleiche Strecke und gleichen Zeitaufwand lediglich

1.250 kcal Energie (80 min.)

bzw.   **1.120 kcal Energie (160 min.)!**

Aus vielen solchen Untersuchungen wissen die Mediziner heute, daß *das Optimum der Lebenserwartung bei Normalgewicht erreicht wird, wenn man rund 3.500 kcal wöchentlich durch Muskeltätigkeit verbraucht. Eine Verlängerung der Lebenserwartung kann bereits registriert wer-*

den, wenn regelmäßig 2.000 kcal sportiv in der Woche ab-gearbeitet werden.

Aber Achtung:
Der durch Erbanlagen vorbestimmten individuellen Lebenserwartung schlägt man dadurch kein Schnippchen! Oder, um es salopp zu sagen: Man lebt nicht unbedingt länger, aber man stirbt gesünder.

Tabelle 8: Durchschnittlicher Energieverbrauch pro Stunde

	Frauen	*Männer*
Radfahren (gemächlich)	174 kcal	261 kcal
Gehen	245	367
Tennis	257	385
Gymnastik	308	436
Laufen (ca. 9 km/h)	425	637
Schwimmen	500	750
Radfahren (stramm)	750	1.125
Skilanglauf	925	1.387

Zum Vergleich: Täglicher Energieverbrauch verschiedener Gruppen Hochleistungssportler

	mittlerer Verbrauch kcal	*durchschnittlicher Grenzbereich kcal*
Schnellkraftsportler	*5.200*	*6.200*
Spielsportler	*5.500*	*5.800*
Ausdauersportler	*5.550*	*6.100*
Kraft-Ausdauersportler	*5.800*	*6.600*
Kampfsportler	*5.800*	*6.600*
Kraftsportler (Schwergewicht)	*6.800*	*7.000*

Bei über 8.000 kcal Tagesbedarf geht es an die Reserven
An der Spitze im Kraftsport stehen eindeutig Radrennfahrer sowie Ruderer und Superschwergewichtler. Die Grenze der Energieaufnahme, die durch Fassungsvermögen und Verarbeitungsfähigkeit des Verdauungssystemes gegeben ist, liegt bei 7.000 bis 8.000 kcal pro Tag. Geht es im Verbrauch mal darüber hinaus, z. B. bei Bergsteigen oder Etappenradrennen, wo bis zu 10.000 kcal als Energiebedarf anstehen können, muß der Körper Fettreserven und Muskelsubstanz auflösen. Das führt dann zu deutlichen Leistungseinbrüchen.

Es gilt also:
Möglichst gesund und vollwertig essen und ein gerüttelt Maß an Bewegung.

Denn, fast allen Formen der Reduktionsdiät ist außer dem nicht vorhandenen Dauereffekt eine erhebliche gesundheitliche Gefährdung — nicht nur hinsichtlich des Vitaminhaushaltes — zu eigen.

Die Ernährungsmedizin weiß:
● Eine reduzierte Energie-Kalorien-Aufnahme bis hinunter zu 1.500 kcal ist relativ unproblematisch.

● Zwischen 1.500 und 1.000 Kalorien pro Tag muß man schon sehr bewußt und gekonnt reduzieren, um die notwendige Menge Vitalstoffe zu sich zu nehmen.

● Unter 1.000 kcal ist dies ohne Vitaminpräparate völlig unmöglich.

Einige »Wunder-Diäten« können aber konkrete gesundheitliche Beeinträchtigungen mit sich bringen.
Die wichtigsten Diäten sind daher an dieser Stelle untersucht:

Fasten

Beim totalen Fasten wird auf jegliche Nahrungszufuhr — mit Ausnahme kalorienfreier Getränke — verzichtet. Der Erfolg ist zwar erwartungsgemäß hoch und liegt bei ungefähr 400 Gramm Gewichtsverlust pro Tag. Im allgemeinen sollte diese Form der Null-Diät jedoch keinesfalls durchgeführt werden, sondern — soweit diese Methode überhaupt empfohlen werden kann — nur unter ärztlicher Aufsicht. Mit gesundheitlichen Risiken ist zu rechnen, insbesondere, wenn mehr als 10 Tage gefastet wird.

Mögliche Folgen:
● Die fehlende Zuckerzufuhr führt zu Blutübersäuerung. Infolge der verminderten Ausscheidung der Harnsäure kommt es zu einem entsprechenden Anstieg im Blut, was die Gefahr von Gichtanfällen nach sich ziehen kann.
● Auch mit Nierenfunktionsstörungen ist zu rechnen.
● Weiterhin kann es zu Natrium- und Kaliumverlusten kommen, die verantwortlich sind für Kreislaufstörungen und Herzkomplikationen.

Die Nährstoffspeicher sind erschöpft
Die fehlende Nahrungsaufnahme führt zu einer Unterversorgung an sämtlichen essentiellen Nährstoffen, so daß der Körper auf seine Reserven zurückgreifen muß. Für die wasserlöslichen Vitamine sind die Nährstoffspeicher des Körpers z. T. nach wenigen Tagen erschöpft, je nach Versorgungsstand vor Beginn des Fastens. Latente Mangelerscheinungen werden offenbar und spürbar.

Saftfasten

Beim Saftfasten (Buchinger-Fasten) werden geringe Mengen an Kohlenhydraten, Vitaminen und Mineralstoffen mit den Obst- und Gemüsesäften aufgenommen. Eine Eiweißzufuhr unterbleibt jedoch auch hier.

Zitronensaftkur

Die Zitronensaftkur, als die z. Z. am heftigsten empfohlene Kur, bei der die Übergewichtigen in 10 Tagen mit Zitronensaft, Ahornsirup, Meersalzwasser, Abführtee und Cayennepfeffer 15 Pfunde abhungern sollen, zählt zu den extrem einseitigen Diäten.

Die anfängliche Gewichtsabnahme ist auf einen Verlust an Wasser, nicht jedoch an Körperfett zurückzuführen.
Angesichts des Gewichtsverlustes beim totalen Fasten von durchschnittlich 400 Gramm pro Tag klingt eine Abnahme von 5—10 Kilogramm innerhalb von 10 Tagen bei der Zitronensaftkur mit 600 kcal täglich wenig glaubhaft.

Zum Schutz vor organischen Schäden — zusätzliche Vitamine
Die Behauptung, Cayennepfeffer enthalte viele B-Vitamine und Ahornsirup sei calciumreich, ist völlig falsch. Vielmehr ist die Zufuhr fast aller essentieller Nährstoffe bei dieser Kur unzureichend. Um Schäden abzuwenden, sollte ein Vitamin- und Mineralstoff-Präparat eingenommen werden.

Atkins-Diät

Die Atkins-Diät ist Paradebeispiel einer kohlenhydratarmen, fett-, cholesterin- und eiweißreichen Kostform ohne Einschränkung der Energiezufuhr. Bevorzugte Lebensmittel sind Fleisch, Fisch, Speck, Eier, Käse, Mayonnaise, Sahne. Milch soll gemieden werden.

Erhöhte Gichtanfälligkeit

Aufgrund des hohen Fett- und Cholesteringehaltes der Atkins-Diät wird die Ausbildung der Arteriosklerose (Kalkablagerungen an den Aderwänden) begünstigt. Der hohe Anfall an Eiweißabbauprodukten kann eine erhöhte Gichtanfälligkeit zur Folge haben.

Unzureichende Vitaminversorgung

Da die Ballaststoffzufuhr sehr niedrig liegt, muß mit Verstopfung gerechnet werden. Die Vitaminzufuhr ist ebenfalls unzureichend.

Erfahrungsgemäß entwickelt sich ein Widerwille gegenüber der fett- und eiweißreichen Kost, so daß eine daraus resultierende geringere Nahrungsaufnahme eine Erklärung für die beobachtete Gewichtsabnahme ist. Die Diät bedeutet eine Belastung für Herz und Kreislauf und ist gesundheitlich bedenklich.

Schnitzer-Intensivkost

Die Schnitzer-Intensivkost ist eine reine Rohkostform, die ausschließlich rohe Gemüse und unerhitztes Getreide zuläßt, lediglich ergänzt durch kleine Mengen Pflanzenöl, Nüsse und Obst.

Einseitige Ernährung

Die Kost ist extrem einseitig und als Reduktionsdiät nicht zu empfehlen. Eine unzureichende Zufuhr ist vor allem zu erwarten für Eiweiß, die Vitamine B_2 und B_{12}, sowie für die Mineralstoffe Calcium, Eisen und Jod.

Der richtige Weg zum Gewichtsverlust

Am besten erhält und erreicht man eine gute Figur durch langfristige Maßnahmen; keine kurzfristige, sondern eine dauerhafte Umstellung der Essensgewohnheiten: Rund 1.600 kcal pro Tag über eine lange Zeit sowie körperliche Aktivität sind Garanten für Wohlbefinden, Schönheit und Fitneß.

Der Speiseplan sollte Obst, Gemüse, viele Vollkorn- sowie fettarme Milchprodukte wie Joghurt, Magermilch oder Magerquark enthalten. Fettarme Wurst und möglichst wenig Fleisch (das gesündeste Fleisch ist übrigens das von Kaninchen und Hasen) vervollständigen den gesunden Speiseplan. An fetten oder ölhaltigen Lebensmitteln sollte man vorübergehen, desgleichen an allzu Süßem und Alkohol.

Wer auf seinen Vitalstoffhaushalt achtet und bei den Nährstoffen die Einteilung

60 g Eiweiß
50 g Fett
200 g Kohlenhydrate

sowie möglichst viel Ballaststoffe beherzigt, ist absolut auf der sicheren Seite.

Bulimie und Anorexie — Krankheiten der Seele
Um es vorweg zu sagen: Beide Eßstörungserkrankungen sind Krankheiten der Seele, nicht des Körpers. Die Betroffenen werden mit ihren privaten Lebensumständen, den Anforderungen an ihre Leistungsfähigkeit und ihr Aussehen, ihrer Rolle in Gesellschaft und Beruf nicht fertig. Dies äußert sich sowohl in der krankhaften »Eß-, Brechsucht« (Bulimie) ebenso wie im ständigen Hungern, der krankhaften Magersucht (Anorexie).

Bulimie

Sie äußert sich in anfallsartiger Freßwut, bei der Unmengen von Lebensmitteln, bevorzugt auch Knabbererzeugnisse und Süßigkeiten, im wahrsten Sinne des Wortes von den Betroffenen in sich hineingestopft werden. Um aber den gängigen Schönheitsidealen weiterhin entsprechen zu können — was auch ironischerweise der Hauptgrund der Erkrankung ist —, wird der Magen in direktem Anschluß an den »Anfall« durch erzwungenes Erbrechen entleert. Wie bei der Anorexie, der Magersucht, sind fast ausschließlich Frauen betroffen. Dieses extreme Verhalten ist alles andere als gesund für den Organismus. Durch das Erbrechen wird nicht nur der Magen »verrenkt« und entleert, sondern auch sämtliche Nährstoffe und Vitamine noch vor der Aufnahme durch den Organismus wieder entfernt. Auf Dauer tritt eine völlige Unterernährung mit deutlichen Mangelerscheinungen auf. Im Endstadium befindet sich der Patient im Zustand einer Kachexie, einer Unterernährung mit allen Anzeichen von Krankheit und Erschöpfung. Kachexie ist ein Zustand, den man sonst nur von Obdachlosen — Clochards — kennt. Bulimiekranken hilft nur psychotherapeutische Behandlung sowie die Verabreichung von Vitamin-Aufbaupräparaten.

Magersucht (Anorexie)

Noch verbreiteter unter Frauen scheint die krankhafte Magersucht (Anorexie) zu sein. Das wohl prominenteste Beispiel ist die Gattin des amerikanischen Präsidenten, Nancy Reagan. Dieser Eindruck täuscht aber: Die Bulimikerin betreibt ihre extremen Angewohnheiten heimlich, während die Anorektikerin schnell zu erkennen ist. Dies zeigt eine Übersicht über Patientinnen, die vom Max-Planck-Institut für Psychiatrie erstellt wurde:

	Alter der Patientinnen	Erkrankungs- dauer	% Körpergewicht nach »Ideal-Tabelle«
Bulimie	18—37 Jahre	2—10 Jahre	78—120 %
Anorexie	18—40 Jahre	1—10 Jahre	60—80 % (!)

Im Vergleich der Bulimie-Patientinnen geht es den Magersüchtigen noch schlechter: Die episodisch Freßsüchtige »kontrolliert« ihr Gewicht, z. T. auch durch Mißbrauch von Abführmitteln und wassertreibenden Medikamenten, oder sie steuert, oftmals mit Vitamintabletten und viel Salat und Obst, dagegen. Die zwanghaft Hungernde jedoch macht nichts, außer zu hungern.

Magersüchtige — vom Vitaminmangel bedroht
Das verdeutlicht letztendlich die folgende Tabelle, ebenfalls vom Max-Planck-Institut, die zeigt, daß die Magersüchtigen in viel stärkerem Maße von Vitamin-Mangel bedroht sind.

Tabelle 9: Vitamin-Unterversorgung

	Freßwütige	*Magersüchtige*
Vitamin A	20,8 %	62,5 %
Vitamin E	62,5 %	87,5 %
Vitamin B_1	37,5 %	87,5 %
Vitamin B_2	29,2 %	75,0 %
Vitamin B_6	62,5 %	75,0 %
Folsäure	83,3 %	87,5 %
Vitamin B_{12}	37,5 %	62,5%
Vitamin C	62,5 %	50,0 %

Bei meist gepflegtem Äußeren neigt die Magersüchtige noch viel eher zu Zuständen, wie sie schon bei der Freßwütigen beschrieben wurden. Gerade bei von Anorexie befallenen macht sich viel schneller ein Verkümmern der Libido bemerkbar, was mit der fehlenden Hormonausbildung zusammenhängt.

Beiden Gruppen von Kranken sind die gängigen Vitaminmangelerscheinungen gemein, insbesondere an der Haut und im Drüsensystem, ebenso nervöse Störungen aufgrund des Mangels an B-Vitaminen. Auch den Magersüchtigen hilft nur psychotherapeutische Behandlung sowie die Verordnung von Vitamin-Aufbau-Präparaten.

Vitamine und Schwangerschaft

Die erste Botschaft, die eine werdende Mutter früher erreichte, war: *Jetzt müssen Sie für zwei essen.*

Vitamine für die werdende Mutter
Heute wissen wir, daß diese Einstellung tollkühn ist und für Mutter und Kind äußerst problematisch. Völlig unnötige Schwangerschaftspfunde können Bluthochdruck, Schwangerschaftsdiabetes (erhöhte Zuckerwerte im Blut) oder/und schwere Geburten durch übergroße Kinder bewirken.
Im allgemeinen sollte deswegen die Gewichtszunahme in der Schwangerschaft zwischen 10—12 kg liegen. Die werdende Mutter braucht kaum mehr Kohlenhydrate, Fett und Eiweiß usw. — aber erheblich mehr Vitamine, Mineralien und Spurenelemente.

Die täglichen Zufuhrempfehlungen der amerikanischen Gesundheitsbehörde FDA (Amt für Nahrungs- und Arzneimittel) sind in Tab. 10 auf der rechten Seite angegeben.

Dem steht jedoch entgegen, daß die wenigsten Frauen in der Lage sind, sich während der Schwangerschaft so zu ernähren, daß eine Sicherstellung des erhöhten Vitalstoffbedarfs gewährleistet ist. Dagegen spricht bei Berufstätigkeit z. B. die Verpflegung in Großküchen oder der modern gewordene Verzehr von »fast food« (Hamburger etc.). Es gibt Schwankungen saisonaler Art im Angebot von frischem Obst und Gemüse, aber ganz allgemein sind Eß-, Trink- und Lebensgewohnheiten eher unvernünftig.

Tabelle 10: Vitalstoffzufuhr in der Schwangerschaft

Vitamin A	6.000 I.E.	
Vitamin D	500 I.E.	
Vitamin E	10 mg	
Vitamin C	100 mg	
Vitamin B_1	1,6mg	
Vitamin B_2	1,8 mg	täglicher
Vitamin B_6	2,6 mg	Gesamtbedarf
Vitamin B_{12}	4,0 mg	der Schwangeren
Biotin	0,2 mg	
Folsäure	1,8 mg	
Niacin	19 mg	
Pantothensäure	10 mg	
Eisen	60 mg	
Calcium	125 mg	
Magnesium	100 mg	minimaler täg-
Kupfer	1 mg	licher Zusatzbedarf
Mangan	1 mg	der Schwangeren
Zink	7,5 mg	

Vitalstoffpräparate für die Schwangere

Zum Glück empfehlen oder verschreiben viele Frauenärzte deshalb routinemäßig Vitalstoffpräparate oder Multivitaminprodukte während der Schwangerschaft. Aber Achtung: Nicht alle Produkte haben das breite Spektrum an Stoffen, die die Schwangere und Stillende benötigt, auch in ihrer Zusammensetzung berücksichtigt. Und viele dieser Präparate gibt es im Lebensmittelhandel, was zur Folge hat, daß sie teilweise hoffnungslos unterdosiert sind. Es ist daher notwendig, das Angebot kritisch zu prüfen. Die Tabelle »Vitalstoffzufuhr in der Schwangerschaft« ist da sehr hilfreich.

Diesen Zufuhrempfehlungen an Vitaminen liegen entsprechende wissenschaftliche Erkenntnisse zugrunde.

»Die Mutter wird's schon richten«

Auch heutzutage richten viele Ernährungswissenschaftler ihr Augenmerk mehr auf die Schwangere selbst als auf das im Mutterleib heranwachsende Kind. Nach dem Motto: Die Natur hat's so eingerichtet, daß das Kind auf jeden Fall alles Notwendige bekommt, auch wenn es die »Substanz« der Mutter über Gebühr beansprucht. So werden die vielfältigen Beziehungen zwischen Vitaminmangel und Vitaminunterversorgung und dem Gedeihen von Mutter und Kind oft fahrlässig ignoriert.

Eine zusätzliche Stärkung zeigt Erfolge

Dabei gibt es Untersuchungen von weit über 50.000 Schwangerschafts-Verläufen, wo der Zustand der Neugeborenen in unmittelbarem Zusammenhang mit einer kontrollierten Ernährungslage ärztlich beobachtet wurde — die Ergebnisse sind eindeutig:

- Deutlich verminderte Anzahl von Frühgeburten
- Deutlich weniger Fehlgeburten
- Erheblich mehr Kinder ohne Fehl- und Mißbildungen
- Bessere Vitalwerte der Neugeborenen
- Gesündere Mütter

Vor allem der letzte Punkt wird leider oft außer acht gelassen.

Die Reserven werden geplündert

Die Plazenta, über die das Ungeborene versorgt wird, »plündert« die Mutter hoffnungslos aus. Das hat zur Folge, daß diese sich bei ungenügender Vitalstoffzufuhr in der Tat wie ausgelaugt fühlt, mit dementsprechenden Problemen in der Nachgeburtsphase, wenn einfach keine

Kraftreserven mehr da sind. Es kann zu erheblichen Komplikationen im Kindbett kommen, und aufgrund der mütterlichen Apathie kommt auch noch das Neugeborene zu kurz.

In der Stillzeit Vitamine zuführen
Und dann soll auch noch gestillt werden! Der Säugling muß mit allen lebensnotwendigen Vitaminen versorgt werden, die er im »Normalfall« über die Muttermilch erhält. Der Vitamingehalt der Muttermilch ist aber vom Ernährungszustand der Mutter abhängig. Hat sie Vitamin-Mangel, hat sie natürlich auch der Säugling.
Daher sollten die Zufuhrempfehlungen, die während der Schwangerschaft gelten, auch für die Stillzeit übernommen werden. Reichlich sollten in jedem Fall die Vitamine C, B6, Folsäure und A in der Nahrung enthalten sein.

Vorbeugen gegen Rachitis
Im ersten Lebensjahr ist für den Säugling auch die sogenannte Rachitis-Prophylaxe, die Vorbeugung vor dieser gefürchteten Krankheit, notwendig. Dies geschieht unter ärztlicher Kontrolle mit Vitamin D.

Besonders wichtig für die Schwangere
Für die Schwangere, bzw. das in ihr heranwachsende Kind, sind die Vitamine Folsäure und A ganz besonders wichtig.

Beide Vitamine waren in der Vergangenheit Gegenstand heftiger Kontroversen und Anschuldigungen. Daher ist es notwendig, hier ein wenig Klarheit zu schaffen und die *Tatsachen* in den Vordergrund zu stellen.

Schwangerschaft und Folsäure
Wie schon zu Beginn dieses Abschnitts erläutert, ist die Versorgung mit diesem Vitamin generell als kritisch zu be-

zeichnen. Wieviel schwieriger ist da die Lage für die werdende Mutter, die ja noch erheblich mehr Folsäure benötigt als der »Normalmensch«. Es ist eindeutig erwiesen, daß ein Mangel an Folsäure die Gesundheit der Mutter und des Kindes gefährdet.

In der Schwangerschaft steigt der Folsäurebedarf auf das Doppelte
Die wichtigste Funktion der Folsäure in der Schwangerschaft ist die Mithilfe bei der Biosynthese von DNS-Bausteinen, also Bestandteilen des Zellkerns, die die Erbanlagen und die Funktionsanweisungen für die betreffenden Zellen beinhalten. Bei diesem Prozeß spaltet sich die Folsäure in verschiedene Stoffe auf — und verwandelt sich (in einem geschlossenen Kreislauf) wieder zurück. Bei diesem Folsäurestoffwechsel, dessen einzelne Stufen jeweils weitere Schritte im Funktionssystem der Zelle auslösen, werden zum geregelten Ablauf noch zusätzlich die Vitamine C, B_1, B und B_{12} sowie das Spurenelement Zink benötigt. In der Schwangerschaft nun steigt der normale Folsäurebedarf von ca. 400 Mikrogramm auf über 800 Mikrogramm an. Dies erklärt, warum der Bedarf der anderen Vitamine, wie z. B. B_1, B_6 und B_{12}, ebenfalls steigt. Die Ursachen für diesen sehr starken Anstieg des Folsäurebedarfes, der nur noch durch den verständlichen Mehrbedarf der stillenden Mütter übertroffen wird, sind unter anderem:

● Die Zunahme der roten Blutkörperchen
● Das Wachstum des Embryos
● Die Bildung des Mutterkuchens
● Die erhöhte Zellteilungsaktivität im Mutterleib

Wie der Stoffwechsel der Folsäure geregelt wird, wie er

sich während der Schwangerschaft verändert und wie die Übertragung von der Mutter zum Fötus erfolgt, sind weitgehend unbekannte Vorgänge, die die Natur noch vor uns verborgen hält.

Bekannt ist aber, daß im Mutterkuchen und im Blutkreislauf des Fötus höhere Folsäurespiegel als im Blut der Mutter selbst zu finden sind. Dies ist auch eine Erklärung für die Blutarmut vieler Schwangerer.

Erhöhter Folsäurebedarf — sofort nach der Befruchtung
Bislang gingen die Wissenschaftler davon aus, daß zusätzliche Folsäure-Zufuhr erst ab dem 4. Monat nötig ist. Neuere Erkenntnisse aus Großbritannien entsprechen dem nicht mehr und weisen auf den Umstand hin, daß der Folsäurebedarf praktisch unmittelbar nach der Befruchtung ansteigt! In den ersten 25 Tagen nach der Befruchtung des Eies und dem darauffolgenden raschen Wachstum des Fötus fehlt noch der Mutterkuchen sowie ein eigener, fötaler Kreislauf. Das ungeborene Leben muß daher seinen Nährstoffbedarf aus den Zellen des Uterus und aus dem Blut der Mutter beziehen.

Ein Mangel in dieser Phase führt mit hoher Wahrscheinlichkeit zu frühen Fehlgeburten und eventuell sogar zu Mißbildungen des Embryos. (Daß man den offensichtlich weitverbreiteten Folsäuremangel junger, gebärfähiger Frauen mit solcher Gelassenheit betrachtet, ist völlig unverständlich!)

Multivitamine verringern das Risiko
Insbesondere für sogenannte Neuralrohrdefekte, also Mißbildungen von Rückenmark und Gehirn, wurden aufgrund verschiedener Studien Folsäuremängel verantwortlich gemacht, was durch das Auffinden zu niedriger Folsäurespiegel bei den betroffenen Müttern erklärt wird.

Eine kontrollierte Untersuchung bei vielen Schwangerschaften ergab dann, daß eine Gruppe, die zusätzlich zur normalen Ernährung mit einem Multivitaminpräparat versorgt wurde, wesentlich weniger Geburten mit den oben beschriebenen Mißbildungen hatte als eine andere Gruppe, die keinerlei zusätzliche Vitaminzufuhr bekam. Die Untersuchung wurde mit einem Multivitamin durchgeführt, da eine mangelnde Wirksamkeit der Folsäure — wie bereits beschrieben — durchaus auch aufgrund des Fehlens anderer Vitamine bestehen kann.

Besonders wichtig: Folsäure, Zink und Eisen
Daher sei allen Schwangeren dringend empfohlen, schon so früh wie irgend möglich auf ausreichende Versorgung mit Vitaminen und Spurenelementen zu achten. Von größter Wichtigkeit sind dabei auch Zink und Eisen!

Bei einer Untersuchung in Schweden, in der 50.000 Schwangerschaften und Geburten wissenschaftlich »unter die Lupe« genommen wurden, konnte bei der Mehrzahl der unglücklich oder ungewöhnlich verlaufenden Schwangerschaften außer zu niedrigen Folsäurespiegeln auch eine Eisenunterversorgung festgestellt werden.

Vitamin A in der Schwangerschaft
In den öffentlichen Medien wird seit geraumer Zeit viel über das sogenannte teratogene Potential von Vitamin A geschrieben. Gemeint ist damit, daß Retinol bei langfristiger, stark überhöhter Zufuhr Mißbildungen am Embryo hervorrufen *könnte*. Aus diesem Konjunktiv ist in vielen Veröffentlichungen bereits eine Tatsache geworden, ohne Beleg, ohne Erläuterung — offenbar deshalb, weil sich der Handel mit Angst und Bedrohung als gut verkäuflich erweist.

Wie steht es aber um die Tatsachen?

Seit Mitte der 80er Jahre befinden sich zwei Arzneimittel gegen Schuppenflechte und schwerste Formen der Akne im Handel, die erstmalig sehenswerte und dauerhafte Heilung versprechen, aber bei schwangeren Frauen Mißbildungen an den Föten hervorrufen können. Diese beiden Mittel — Tigason und Roaccutan — sind in ihrer Wirkung für die Betroffenen ein wahrer Segen. Insbesondere im Falle von Roaccutan handelt es sich um das erste Mittel gegen Akne überhaupt, das die schwerste Form dieser Hauterkrankung kausal bekämpft, d. h. eine der Ursachen, eine Hormon-Stoffwechsel-Störung, beseitigt.

Aber: Beide Präparate können noch Monate nach der Einnahme Mißbildungen an der Frucht hervorrufen.

Und: Beide Mittel sind Derivate, d. h. chemisch-pharmazeutisch hergestellte Abkömmlinge des Vitamin A bzw. der Vitamin-A-Säure. Sie werden deshalb Retinoide genannt. Daraus haben »kluge« Leute nolens volens abgeleitet, die gleiche Gefahr gelte auch für hochdosiertes Vitamin A.

Diese in der Tat bedrohlich erscheinende Problematik ist deshalb Gegenstand einer besonderen Recherche gewesen, die zu folgendem Ergebnis führte:

Ein evidenter Mangel an Vitamin A bei Schwangeren ruft beim Baby Mißbildungen und Schäden hervor. Diese Schäden können durch Retinoide nicht behoben werden, d. h. ihnen fehlen die natürlichen Schutzfunktionen des Vitamin A völlig. Es wird sogar diskutiert, daß eben diese Retinoide eine Art Antivitamin-Effekt bei der Schwangeren hervorrufen. Dies bedeutet letztendlich, daß möglicherweise die Schädigungen durch Eliminierung des Retinols in den weiblichen Fortpflanzungsorganen hervorgerufen werden, und nicht durch Retinol-Überkonzentration.

Und noch ein Gegenbeweis
Untersuchungen in der Schweiz und der Deutschen Forschungsgemeinschaft an jungen Frauen und Schwangeren haben ergeben, daß bei einer großen Zahl dieser Personen lange vor einer Schwangerschaft ein Vitamin-A-Mangel bestand, der eben auch in die Schwangerschaft hineinreichte. Daraus schließen viele Wissenschaftler, daß eine zusätzliche Einnahme von Vitamin A während der Schwangerschaft und Stillzeit erforderlich ist!

Vitamin A — wichtig während Schwangerschaft und Stillzeit
Ein großes Forschungsprojekt in Ungarn und in Deutschland hat — in logischer Konsequenz — dann auch herausgefunden, daß diese Substitution von Vitamin A die Quote an Fehlgeburten deutlich senkt!
Weltweit haben Wissenschaftler ergänzend dazu beobachtet, daß zusätzliche Gaben von Vitamin A natürlich vorkommenden Mißbildungen wie der Lippen-Kiefer-Gaumenspalte vorbeugen können und das Auftreten dieser Fehlbildungen mindern.

Vitamin A hat ein hohes toxisches Potential
Dennoch muß festgehalten werden, daß Vitamin A eines der Vitamine ist, das ein sogenanntes hohes toxisches Potential hat (siehe hierzu auch das Kapitel »Vitamin A«).

Der natürliche Schutz
Giftige oder schädliche Stoffe sind allerdings stets und ständig in Nahrung und Umwelt vorhanden. Eben darum hat die Natur mit dem Mutterkuchen etwas Wunderbares

geschaffen, das der Mediziner die »Plazentaschranke« nennt. Die Plazenta wirkt wie ein Filter, der Giftiges ausscheidet und nicht an den Embryo weiterleitet. Dies funktioniert leider nicht immer (wer erinnert sich nicht an Contergan) aber im Falle des Vitamin A ganz ausgezeichnet.

● Untersuchungen in den USA haben ergeben, daß Gaben von 10.000 Einheiten Retinol einen bestehenden Vitamin-A-Mangel der Mutter beheben, ohne daß der Vitamin-A-Gehalt im Blut der Nabelschnur, also hinter der Plazenta, erhöht wird.

● Weitergehende Forschungen bestätigen dies insofern, als Vitamin-A-Belastungen von Schwangeren in Höhe von 180.000 bis 560.000 Einheiten (!) — der Bedarf der Schwangeren liegt bei ca. 8.000 bis 10.000 Einheiten — die Vitamin-A-Konzentration im Blutserum der Mutter um das 4,4fache des Normalwertes steigerten, während im Blutserum des Fötus nur das 1,5fache gemessen wurde.

Die in der Literatur beschriebenen Fälle von angeblichen Mißbildungen durch Vitamin A sind äußerst selten im Vergleich zur Einnahmefrequenz bei Schwangeren. Die meisten dieser »Fälle« sind obendrein nicht exakt zu beurteilen, so daß die wahre Ursache der berichteten Mißbildungen unklar bleibt.

Zudem stehen den neueren Berichten Untersuchungen aus den 60-er Jahren gegenüber, die exakt Gegenteiliges belegen. Eine Recherche des Jahres 1968 ergab bei ärztlich kontrollierten 18.000 (!) Schwangerschaften mit Vitamin A in Dosen von bis zu 790.000 Einheiten keine einzige Mitteilung einer Mißbildung. Im Gegenteil, bereits 1963 wurde von einer Senkung der Anomaliequote durch hohe Dosen von Vitamin A berichtet.

Es ist fahrlässig und unverantwortlich, pauschal das Vitamin A für eventuelle Mißbildungen verantwortlich zu machen und vor der vernünftigen Einnahme zu warnen.

Experimentelle Befunde an Meerschweinchen und anderen Nagern dürfen zu solchen Überlegungen nicht herangezogen werden, da diese Tiere einen völlig anderen diesbezüglichen Stoffwechsel haben. Sie decken ihren Vitamin-A-Bedarf durch einen vom Menschen völlig unterschiedlichen Abbau von Karotinoiden. Schließlich zieht ja auch niemand den Vergleich mit dem Eisbären heran, der z. B. in 500 g Leber über 10 Millionen Einheiten Vitamin A aufweist, ohne daß diese Tiere infolge Mißbildungen Schaden erleiden.

Dennoch ist allen Schwangeren zu raten, auf der sicheren Seite zu bleiben:

Vermeiden Sie Vitamin-A-Präparate, die mehr als 25.000 Einheiten Retinol enthalten. Sie erreichen ein Versorgungsoptimum mit der zusätzlichen Einnahme von 5.000 Einheiten pro Tag während Schwangerschaft und Stillzeit. Diese Menge ist in allen guten Multivitamin-Präparaten aus der Apotheke automatisch enthalten.

Vitamine in der Pubertät

Pubertät ist auch Schulzeit. Und in der Schule müssen Kinder lernen, wobei eine Faustregel sagt, daß die Intelligenz der Kinder mit der Qualität des Bildungswesens steigt. Abiturienten sind »im Schnitt« klüger als Hauptschüler.

Besser in der Schule durch Vitaminpräparate?
Seit geraumer Zeit wird nun die IQ-Pille diskutiert, die aus vielen Vitaminen und Mineralstoffen besteht. Ausgegangen wird dabei von einer Studie, die britische Ernährungsforscher an einer Schule durchführten. Jeweils 30 Jungen und Mädchen wurde ein wie oben beschriebenes Präparat verabreicht, einer anderen, gleichgroßen Gruppe wurde ein »Scheinpräparat«, also ein Placebo, gegeben, und eine dritte Gruppe bekam nichts. Erstaunlicherweise mußten die Wissenschaftler feststellen, daß die Gruppe, die das Kombinations-Vitaminpräparat bekam, deutlich »intelligenter« wurde! Insbesondere die sogenannten non-verbalen Fähigkeiten, also Rechnen und Finden von geometrischen Mustern, konnten erheblich verbessert werden.
Kritiker stürzen sich nun auf die statistischen Methoden und das Vorgehen bei der Datenerhebung. Die dort festgestellten Mängel stellen angeblich das ganze Ergebnis in Frage.

Soweit, so gut. Etwas bleibt jedenfalls haften: Wenn Schulkinder ausreichend mit Vitalstoffen versorgt sind, sind sie in mancherlei Hinsicht leistungsfähiger. So hat die Untersuchung bei den britischen Schulkindern u.a. ergeben, daß ihre Vitalstoffversorgung, z.B. die Vitamine des B-Komplexes und Spurenelemente, nicht optimal ist.

Geistige Frische durch Vitalstoffe

Und dort setzt die Überlegung ein, daß Vitamine für den reibungslosen Ablauf aller Organ- und Stoffwechselfunktionen unabdingbar sind. So hängt die »Intelligenz«, also die Fähigkeiten des Gehirns, selbstverständlich mit der Anwesenheit von Vitalstoffen zusammen.

Damit kann man zwar keinen durchschnittlichen Hauptschüler zum Einstein machen, aber man kann jedem die Chance geben, innerhalb seiner natürlichen Möglichkeiten ein Maximum zu erreichen.

Außer Schul- und Ausbildungsstreß bringt die Pubertät noch weitere Probleme mit sich, sie ist ein konfliktgeladenes Alter.

Der Körper reift heran und mit ihm die Geschlechtsorgane, der junge Mensch findet seine eigene Identität, hat eigene Entscheidungsfreiheiten. Dieses alles aufgrund tiefgreifender physiologischer Veränderungen im Organismus, die nichts anderes zum Ziel haben, als das »Kind« zum »Erwachsenen« zu machen.

Daß diese Phase eine ungeheure Anstrengung für den gesamten Organismus ist, spüren die Eltern am ehesten bei den Mahlzeiten. Was die jungen Leute in dieser Phase vertilgen können, ist manchmal schier unglaublich. Logischerweise muß in dieser Zeit besonders auf viel frisches Obst, Gemüse, eben auf eine gesunde Ernährung geachtet werden.

Die Heranwachsenden entwickeln jedoch in ihrem Drang nach Unabhängigkeit und dem unbändigen Wunsch, anders zu sein und zu leben als die Eltern, zuweilen einen außergewöhnlichen und eigenwilligen Lebensstil. Dazu gehören Vorlieben für Kohlenhydrat-fettreiche Nahrungsmittel und Gerichte mit geringer Nährstoffdichte, jede Menge Erfrischungsgetränke und das sogenannte »fast food«, am besten erklärt als »Cola-Pommes-Diät«.

Daß dabei die Vitamin- und Mineralstoffversorgung zu kurz kommt, ist selbstredend. Andererseits sollte man das Bewußtsein der jungen Leute auch nicht unterschätzen: Sie gehören zu den häufigsten und regelmäßigsten Verwendern von Multivitaminpräparaten. Wer da nicht mittut, ist allerdings in erhöhtem Maße den verschiedensten Unbilden ausgesetzt, die aus der Vitaminunterversorgung resultieren können.

Ganz besonders riskant ist eine unzureichende Vitaminversorgung für heranwachsende Mädchen. Ganz besonderes Augenmerk muß dabei auf das Vitamin B_6 gerichtet werden:
Schon aufgrund der Wachstumsschübe und dem damit verbundenen erhöhten Energiebedarf steigt der Bedarf an Vitamin B_6. Dieses Vitamin hat zudem eine enge Wechselbeziehung mit dem Hormon Östrogen. B_6-Unterversorgung kann somit ursächlich sein für einen unausgeglichenen Hormonhaushalt der Heranwachsenden. Damit kann es zu Problemen bei der Periode kommen, die unregelmäßig, sehr beschwerlich und mit Schmerzen verbunden sein kann. Durch das im Übermaß vorhandene Östrogen und den B_6-Mangel kommt es im Stoffwechsel wiederum zu Mißverhältnissen bei der Bildung von Serotonin und Dopamin, zwei Gewebehormonen, die starken Einfluß auf die Stimmungslage der Mädchen nehmen. Die Folge können Stimmungsschwankungen sein, die — vielfach als psychische Störung diagnostiziert und behandelt — durch zusätzliche Zufuhr von Vitamin B_6 ganz leicht zu beheben wären. Zudem ist Vitamin B_6 beteiligt an der körpereigenen Bildung von Wachstumshormonen und an der Freisetzung

ovulationsfördernder Hormone. Dies alles sind Körpervorgänge, die für junge Mädchen von außerordentlicher Wichtigkeit sind.

An Bedeutung gewinnen diese Tatsachen noch durch den Umstand, daß gerade B6 dasjenige Vitamin ist, das bei Mädchen von 16—24 Jahren am häufigsten als Mangel-Vitamin-festgestellt wurde. Dies gilt besonders für die westliche »zivilisierte« Welt, die doch nach gängiger Meinung eine so gesunde und vollwertige Ernährungslage aufweist.

Verschiedene Studien (USA, Schweiz) ergaben daher auch interessante Resultate, als Mädchen zusätzlich zu ihrer normalen Ernährung mit ca. 50 mg Vitamin B6 täglich versorgt wurden:

● Die Regelmäßigkeit der Monatsblutung konnte wieder hergestellt werden

● Leichte Zwischenblutungen (eine eindeutige Funktionsstörung) blieben aus

● Schwankungen des Befindens, wie Müdigkeit, Reizbarkeit und Unwohlsein blieben aus oder wurden deutlich gemildert

● Schübe prämenstrueller Akne, also Hautunreinheiten und häßliche Pickel vor Ausbruch der Regelblutung, konnten eindeutig bei drei Viertel der Mädchen zum Rückgang gebracht werden.

Vitamin B6 ist auch außerordentlich wichtig bei jugendlichen Schwangeren: Der ohnedies latent vorhandene Mangel an Vitamin B6 bewirkt erhebliche Komplikationen im Schwangerschaftsverlauf und der Kindesentwicklung. Nicht nur, daß aufgrund des anhaltenden Wachstums der Mutter ihr B6-Bedarf ohnedies erhöht ist, bewirkt die Schwangerschaft zudem einen erhöhten Östrogen-Spiegel im Stoffwechsel der werdenden Mutter.

Das kann fatal für das im Mutterleib heranwachsende Kind werden, denn Vitamin B_6 braucht es nicht nur zu seiner körperlichen Entwicklung, sondern in besonderem Maße auch für die Bildung der Gehirnzellen. Der Teufelskreis geht weiter bis zur Geburt — denn es ist bewiesen, daß B_6-unterversorgte Mütter wie auch ihre Neugeborenen einen schlechten Gesundheitszustand aufweisen — und schließt sich beim Stillen, wenn durch den B_6-Mangel die Entwicklung des Säuglings beeinträchtigt wird.

Es ist nicht einsehbar, daß durch simple Fehlernährung eine solche Folgelawine ausgelöst werden muß. Die Kosten für ein wohldosiertes Multivitamin-Präparat sind überschaubar, außerdem kann der behandelnde Arzt oder Hausarzt jederzeit Vitamin B_6 verschreiben.

Unerläßlich ist aber auch eine Überprüfung der Ernährungsgewohnheiten. Hinweise dazu finden sich im letzten Teil dieses Buches.

Vitamine und Arzneimittel

Die pharmakologische Wirkung des Vitamin B6
Zu all den Problemen, die die modernen Menschen mit ihrer Vitaminlage haben — sei es durch ungenügende Zufuhr oder durch erhöhten Bedarf — kommt auch noch das weite Feld der Interaktionen mit Arzneimitteln. Damit sind die komplizierten Wechselwirkungen im Stoffwechsel des Menschen gemeint, die durch die Einnahme verschiedenster Medikamente entstehen. Das kann seine guten Seiten haben, wie z. B. im Fall des Vitamin B6, das als therapeutisches Mittel der Wahl bei Schwindelzuständen gilt, die durch Einnahme des Antibiotikum Minocyclin auftreten. Vitamin B6 wirkt in diesem Fall wie ein Arzneimittel, ohne daß ein Mangel behoben wird.

Die Pille erfordert erhöhte Vitamin-B6-Zufuhr
Das wohl bekannteste Beispiel für die schlechte Seite der Wechselbeziehungen zwischen medikamentöser Therapie und Vitaminhaushalt ist die »Pille«. Viele Frauen, die Antibabypillen einnehmen, klagen oft über Kopfschmerzen, Konzentrationsschwäche, Reizbarkeit, Schlafstörungen und Depressionen. Der Grund: Das in den Pillen enthaltene Östrogen greift störend in die körpereigenen Aktivitäten von Hormonen und Enzymen ein. Auf Dauer kommt es zu einem erheblichen, unnatürlichen Mehrbedarf an Vitamin B6. Die Speicher sind bald leer, die Mangelerscheinungen beginnen, es sei denn, man hat sich durch zusätzliche Versorgung gewappnet.

Medikamente und Vitaminbedarf
Ähnliches gilt auch für viele andere Medikamente. Um

die Problematik zu verdeutlichen, einige allgemeine Informationen über die Arzneimittel-Verbrauchssituation in Deutschland.

Das EMNID-Institut hat dazu folgende Zahlen ermittelt:

● 18 % der Bürger nehmen täglich oder fast täglich Medikamente ein,
● 10 % einmal oder mehrmals die Woche,
● 15 % einmal oder mehrmals im Monat.
● Lediglich 57 % nehmen selten oder nie Arzneimittel ein.

Frauen und ältere Menschen nehmen deutlich mehr Medikamente zu sich als der Bevölkerungsdurchschnitt. Die Deutsche Gesellschaft für Ernährung hat ermittelt, daß in der Altersgruppe 65—74 Jahre nur 6 % der Frauen und 18 % der Männer keine Arzneimittel einnehmen.

Vitamineinwirkung durch Arzneimittel
Außer der Wirkung, die zur Behebung oder Linderung von Erkrankungen dient, haben Medikamente aber auch fast immer noch unerwünschte, andere Wirkungen. Die Wissenschaftler *Salm* und *Menden* aus Gießen haben das, wie in Tabelle 11: »Möglichkeiten der Beeinflussung der Vitaminversorgung durch Arzneimittel«, dargestellt (siehe nächste Seite).
Diese Grafik verdeutlicht sehr schön die Verschiedenartigkeit der Einflußnahme.

Im folgenden wird versucht, dieses Schema verschiedenen Arzneimitteln zuzuordnen. (Diese Zuordnung kann keinesfalls vollständig sein. Sie ist auch insofern problematisch, als die Arzneimittelsprache und insbesondere die verschiedenen Bezeichnungen der arzneimittelwirk-

Tabelle 11: Möglichkeiten der Beeinflussung der Vitaminversorgung durch Arzneimeittel

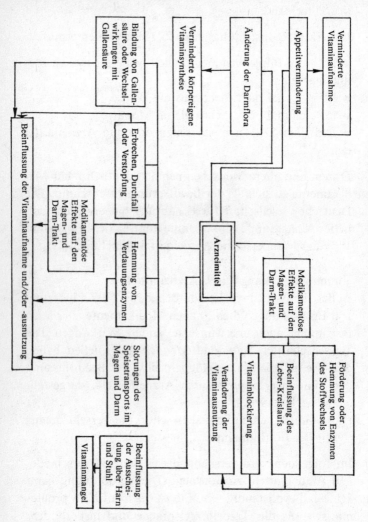

Quelle: Reimann/Apel, Deutsche Apotheker Zeitung Nr. 14/1988

samen Substanzen meist völlig unverständlich für den Normalbürger sind.)

Es sei daher empfohlen, anhand der Tabelle 12 die Vitamineinwirkung der Arzneimittel zu überprüfen, ob von diesem Anwendungsbereich etwas eingenommen wird, und sich dann an Arzt oder Apotheker zu wenden, um nachzufragen, ob dies auch für das spezielle Mittel gilt. Sie können Auskunft geben, und speziell der Apotheker kann auch raten, was zur Abhilfe geeignet ist.
Die Liste wurde ebenfalls von den Wissenschaftlern *Menden* und *Salm* für die Deutsche Gesellschaft für Ernährung entwickelt.

Tabelle 12: Vitamineinwirkung der Arzneimittel

Wirkstoffe folgender Arzneimittelgruppen	Vitamin									
	B_1	B_2	B_6	B_{12}	Fol-säure	C	A	D	E	K
Schmerzmittel, Rheumamittel			x			x				x
Appetitzügler					x					
Säurebindende Magenmittel	x					x				
Antibiotika	x	x	x	x	x	x	x	x		x
Tabletten gegen Blutzucker				x						
Mittel gegen Bluthochdruck			x	x						
Mittel gegen Krämpfe (Epilepsie)			x	x	x	x			x	x

Wirkstoffe folgender Arzneimittelgruppen	Vitamin									
	B_1	B_2	B_6	B_{12}	Fol-säure	C	A	D	E	K
Entwässerungsmittel					x					
Cortisonpräparate u. ä.		x				x		x		
Anti-Baby-Pille	x	x	x	x	x	x	x		x	
Abführmittel							x	x	x	x
Blutfett-senkende Präparate				x	x		x	x	x	x
Erregungsdämpfende Mittel					x					
Schlafmittel					x	x		x		
Antibakterielle Chemo-therapeutika wie sog. Sulfonamide	x	x	x	x	x	x				x
Mittel gegen Tuberkulose			x	x	x					
Mittel, die die Harn-säureausscheidung be-einflussen		x		x	x					

Quelle: Reimann/Apel, Deutsche Apothekerzeitung Nr. 14/1988

In jedem Fall lautet die Empfehlung, bei regelmäßigem Arzneimittelverbrauch unbedingt auf die in der nachfolgenden Tabelle 13 aufgeführten Symptome zu achten:

Tabelle 13: Erste Anzeichen eines Vitamin-Mangels

- Blendstörungen und Hörstörungen
- Verminderte Hell-Dunkel-Anpassungsfähigkeit der Augen
- Erhöhte Infektanfälligkeit
- Abgeschlagenheit
- Antriebsschwäche
- Schlechtere Merkfähigkeit
- Depressive Zustände
- Müdigkeit
- Stimmungsschwankungen
- Nervosität
- Erhöhte Erregbarkeit

Diese Erscheinungen können allesamt auf Probleme in der Versorgung oder Verwertung der Vitamine im Organismus hindeuten. Man sollte entweder sofort den Arzt aufsuchen und mit ihm über den möglichen Mangel und seine Ursachen (Arzneimittel!) sprechen. Oder, falls das Problem erst im Ansatz vorhanden ist, mit einem guten Multivitamin-Präparat zuerst die Selbstmedikation versuchen. Stellt sich nach einigen Tagen keine spürbare Besserung ein, ist der Besuch beim Arzt wohl unvermeidlich.

Aber Achtung! Was Vitamin betrifft, ist im allgemeinen das Wissen der Ärzte alles andere als »halbgöttlich«!

Vitamine und Alter

Bei Senioren haben die Vitamine in zweierlei Hinsicht eine nicht zu unterschätzende Bedeutung. Zum einen aufgrund ihrer eigentlichen Vitamin-Bedeutung, zum anderen durch die leider im Alter häufig verbreitete Unterversorgung.

Vitaminbedeutung im Alter

Wie das Herz der Motor des Blutkreislaufs ist, so sorgen die Blutgefäße für die Leitung und richtige Verteilung des Blutes im Organismus. Die rhythmisch vom Herzen ausgestoßene Blutmenge wird von den Arterien allmählich in einen gleichmäßig fließenden Blutstrom verwandelt. Das ist notwendig, wenn alle Organe ausreichend ernährt werden sollen.

Mit zunehmendem Alter verlieren die Blutgefäße an Glätte und Elastizität — sie können ihrer Aufgabe der raschen Blutverteilung schließlich nicht mehr gerecht werden, und so werden nach und nach auch die Organe in Mitleidenschaft gezogen.

»Jeder Mensch ist so alt wie seine Gefäße«
heißt es deshalb mit Recht. Im mittleren und höheren Alter ist deshalb der Schutz der Gefäße vor vorzeitigen Abnutzungserscheinungen wichtig. Wenn die Sehkraft schwindet, das Gehör schlechter wird, Haut und Muskulatur zu erschlaffen beginnen, das Gedächtnis und die Konzentrationsfähigkeit nachlassen, sind die ersten alarmierenden Zeichen des Alters gekommen.

Fit und gesund durch Vorbeugung mit Vitalstoffen

Die Vitamine A + E wirken gemeinsam der altersbedingten Arteriosklerose entgegen:

Vitamin A schützt und stabilisiert die Gefäßwand und erhöht die Abwehrkraft der Schleimhaut gegen Infektionen.

Vitamin E verstärkt die Wirkung von Vitamin A und beeinflußt eine große Zahl von Stoffwechselgrundfunktionen entscheidend. Gleichzeitig fördert es die Aufnahme von Vitamin A aus dem Magen-Darm-Kanal und unterstützt die Speicherung in der Leber.

Eine ordentliche Versorgung mit diesen Vitaminen kann deshalb gegen

- Vergeßlichkeit
- Dämmerungsblindheit
- Blendempfindlichkeit
- Ohrensausen
- Schwerhörigkeit
- rasche Ermüdbarkeit
- Elastizitätsverlust
- Konzentrationsschwäche

hilfreich sein.

Die Zellen bleiben länger funktionstüchtig
Vitamin E ist obendrein im Alter besonders wichtig, weil es die Sauerstoffversorgung der einzelnen Zellen optimiert und zugleich die Zellwände gegen aggressive Stoffwechselprodukte und Umweltbelastungen (»freie Radikale«) schützt. Damit hilft es den Zellen, lange funktions-

tüchtig zu bleiben, *vorzeitige* Alterungserscheinungen werden gemildert und verzögert.

Vitamin C hält das Herz länger leistungsfähig
Ein weiteres wichtiges Vitamin im Alter — und zur Vorbeugung in den Jahren davor — ist das Vitamin C.

Es gibt faszinierende Ergebnisse aus der Herz-Kreislauf-Forschung, die eine regelmäßige Einnahme von Vitamin C, über das von der DGE empfohlene Maß (75 mg pro Tag) hinaus als vernünftig erscheinen lassen. Ein Fazit daraus ist, daß höhere Vitamin-C-Spiegel im Blut das Herz länger leistungsfähig erhalten.

Vitaminmangel im Alter
Neben dieser besonderen Bedeutung der Vitamine A, E und C bekommt im Seniorenalter das Problem der möglichen permanenten Unterversorgung ein ganz hohes Gewicht.

Einen groben Überblick über verschiedene Ursachen vermittelt die folgende Aufstellung:

Tabelle 14: Ursachen für Vitaminmangel im Alter

- Verminderter Appetit
- Kau- und Schluckbeschwerden
- Fehlendes Bewußtsein zu gesunder, vollwertiger Ernährung
- Geringere Nahrungsaufnahme durch herabgesetzten Energiebedarf
- Akute und chronische Krankheiten
- Vielfacher und erhöhter Medikamentenbedarf
- Verwertungsstörungen der aufgenommenen Nahrung
- Zu wenig an der Sonne

Daraus läßt sich ableiten, daß die zusätzliche Einnahme von Vitaminen im Alter zweckmäßig ist.

Es ist schwierig, alte Menschen als eine einheitliche Gruppe zu betrachten. Die individuellen Unterschiede hinsichtlich des Allgemeinbefindens sind sehr groß, und die Zahl der chronisch Kranken bzw. chronisch mit Medikamenten Versorgten nimmt zu. Dieses wirkt sich wiederum auf die Ernährungsempfehlungen aus.

Vitaminmangel durch Unterernährung
Allerdings gibt es eine Menge Untersuchungen aus dem In- und Ausland, die über ein gehäuftes Auftreten von Vitamin-Mangelerscheinungen bei Senioren berichten. Zum Beispiel stellte man in England bei 7 % der zu Hause wohnenden alten Menschen eine Unterernährung fest; als Symptome dieser Mangelernährung traten vor allem Skorbut — der klassische Vitamin-C-Mangel — und Knochenerkrankungen aufgrund von Vitamin-D-Mangel auf.

In den Vereinigten Staaten von Amerika konnten bei über 60-jährigen Bürgern folgende Erscheinungen festgestellt werden:

- 2 % litten an einem Vitamin-A-Mangel,
- 4 % an einem Mangel an Vitamin C,
- sogar 6 % an einem Vitamin-D-Mangel, und
- über 13 % (!) litten an Niacin-Mangel.

Diese besorgniserregenden Zustände traten ungleich häufiger bei Menschen mit niederem Einkommen auf als bei Bürgern in besseren Einkommensschichten. Aus Deutschland wissen wir, daß in mehreren hessischen Altersheimen über Skorbut bei den dortigen Bewohnern berichtet wurde.

Bei einer Untersuchung alleinlebender alter Menschen in den Niederlanden konnten insbesondere für den Bereich der Vitamine des B-Komplexes ebenfalls unbefriedigende Versorgungsverhältnisse festgestellt werden. Dies gilt insbesondere für Folsäure und Vitamin B_1 und B_{12}; extrem ausgeprägt war die Unterversorgung beim Vitamin B_6:

43 % (!) der Männer und 13 % der Frauen waren hier eindeutig unterversorgt.

Dies ließe sich beliebig fortführen. Immer wieder kristallisiert sich folgendes heraus:

Wer alt ist und obendrein arm, lebt in dem unerträglich hohen Risiko, mit seinem täglichen Essen und Trinken viel zu wenig Vitamine zu sich zu nehmen. Dies Problem wird noch verstärkt in Altenheimen, in Altenstationen der Krankenhäuser und auch durch die Fernversorgung von Großküchen.

Auch im Alter »jung« bleiben
Es ist verständlich, aber nicht hinzunehmen, daß dadurch neurologische Störungen, Herzbeschwerden und Verwirrtheit über den normalen Alterungsprozeß hinaus verstärkt werden. In dieses System der Vernachlässigung unserer älteren Mitbürger paßt auch die Tatsache, daß niedrig dosierte Multivitaminpräparate, die bei den beschriebenen Problemen Abhilfe schaffen könnten, nicht mehr von den Krankenkassen bezahlt werden. Da die Versorgungs- und Mangelproblematik gerade dieser Altersgruppen aber vermutlich nicht anders zu lösen ist, als durch die Einnahme von Vitaminpräparaten, kann die Empfehlung nur lauten:

Kinder und Enkelkinder, schenkt euren Eltern und Omis

keine Pralinen und keine Kekse, sondern lieber bei jedem Besuch oder zum Geburtstag etwas für die Gesundheit, wie zum Beispiel Multivitaminsäfte, Brausetabletten oder Kapseln und viel frisches, aber leicht verdauliches Obst.

Die Wirkung bei entsprechender Konsequenz ist dann auch oft verblüffend:

● verbessertes Kurzzeitgedächtnis, die alten Leute können also wieder viel aktiver an ihrer Umwelt teilnehmen,
● das Greif- und Tastvermögen der Hände verbessert sich, d. h., daß auch wieder aktiv etwas gearbeitet, gebastelt, geleistet werden kann.
● Mattheit, Abgeschlagenheit und Interesselosigkeit lassen nach, man gehört wieder richtig »dazu« und kann sich auch mit anderen Dingen als nur mit dem Fernseher beschäftigen.
● Da auch Vitalität und Appetit zurückkehren, macht auch das Kochen und Essen wieder Spaß.

Es ist nicht übertrieben zu behaupten, daß Vitamine Lebensfreude schenken.

Vitamine und Rauchen

»Der Bundesgesundheitsminister: Rauchen gefährdet Ihre Gesundheit.«
Diese Warnung ist auf jeder Schachtel Zigaretten zu lesen, steht unter jeder Tabakwaren-Anzeige. (Auch wenn die dort Abgebildeten einen unerhört gesunden Eindruck machen.) Denn mit dieser Warnung verbunden ist der Gedanke an Krebs, an Herzinfarkt und schwerste Durchblutungsstörungen.

Rauchen reduziert den Vitamin-C-Spiegel im Blut
Leider fehlt der Hinweis, daß Rauchen viele Vitamine »in Rauch auflöst«, völlig. Und das ist für den allgemeinen Gesundheitszustand ebenfalls von großer Bedeutung. Wer raucht oder sich in der Umgebung von starken Rauchern aufhält, muß wissen: Rauchen reduziert den Vitamin-C-Spiegel im Blut und verbraucht zusätzlich überproportional viel Vitamin B_2, B_6, B_{12} und Folsäure. Insbesondere für Vitamin C ist bewiesen, daß durch den Tabakgenuß ein Mehrbedarf von mind. 40 % entsteht.

Zu niedriger Vitamin-C-Spiegel durch Rauchen

Daß Rauchen den Vitamin-C-Bedarf beeinflußt, »wußte« man im Prinzip schon im 17. Jahrhundert. Seinerzeit glaubten viele »Medici«, daß Tabakrauchen die Ursache für Skorbut sei.

Neuere Untersuchungen beweisen dies: Gemäßigte Raucher weisen einen um rund 20 % zu niedrigen Vitamin-C-Spiegel im Blut auf, starke Raucher um rund

40 %. Ein Wert, der vergleichbar ist mit Werten, die beim Alterungsprozeß eintreten. Wie kommt es dazu?

Über die schädigende Wirkung des Rauchens besteht im Prinzip völlige Klarheit.

● Rauch enthält Tausende von chemischen Substanzen:

● Die im Kondensat enthaltenen Nitrosamine und Benzipine schwächen die Immunabwehr und können Krebs verursachen.

● Das im Rauch enthaltene Kohlenmonoxid behindert die Sauerstofftransportfähigkeit des Blutes und führt zu Veränderungen des Herzens und der Herzkranzgefäße. (Dadurch kann es auch zu Unterentwicklungen des Embryos bei rauchenden Schwangeren kommen.)

● Nikotin stimuliert die Bildung von Katecholaminen, das sind Hormone, die Herzfrequenz und Blutdruck erhöhen und die Gefäße, auch in der Haut, verengen und so die Durchblutung behindern. Außerdem erhöhen Katecholamine einige Blutfettwerte, was zum Verschluß von Arterien beitragen kann. Diese verstärkte Produktion von Katecholaminen verbraucht sehr viel Vitamin C, da dies vom Organismus zur Bildung der Hormone benötigt wird.

● Weiterhin verbraucht der Organismus viel Vitamin C, um die notwendigen Entgiftungsfunktionen wahrnehmen zu können. Und die sind wahrhaft zahlreich und mannigfaltig im Rauch enthalten: Cyanide, Formaldehyd und Nitrosamine. Bei zu niedrigem Vitamin-C-Spiegel im Blut und zugleich unnatürlich hoher Vergiftung mit diesen Stoffen durch das Tabakrauchen potenziert sich das Risiko, an Krebs zu erkranken!

Vitamin C mindert das Risiko des Rauchers
Untersuchungen aus den USA zeigen, daß diesen Problemen mit der Gabe von Vitamin C beizukommen ist. Sogar exzessive Raucher, die pro Tag in Tabletten- oder Ge-
tränkeform 100—500 mg Vitamin C zu sich nahmen, hatten eindeutig »bessere« Blutspiegelwerte als Nichtraucher, die keine Präparate zu sich nahmen. *Obwohl, die
beste Lösung ist immer noch das »Abgewöhnen«!*

> Für Aktiv- und Passivraucher gilt daher, statt
> 75 mg Vitamin C pro Tag, was etwa einem Glas
> Orangensaft entspricht, rund 500 mg.

Dies kann über stark Vitamin-C-haltige Ernährung geschehen (siehe Kapitel »Vitamine in der Küche«), das
kann aber auch durchaus mit Vitamin-C-Präparaten aus
der Apotheke geschehen.

Raucher und »Mit-Raucher« sollten daher noch mehr als
Nichtraucher unbedingt auf Anzeichen von Vitamin-C-
Mangelerscheinungen achten:

- Müdigkeit, Abgeschlagenheit
- Antriebsarmut, Unlust
- Verdauungsprobleme
- rissige Mundwinkel
- Anfälligkeit gegenüber Infektionen wie z. B. Grippe
- Schleimhautblutungen im Mundbereich
- Schwellungen und Blutungen des Zahnfleisches

- krankhafter Gewichtsverlust
- schlechte Wundheilung
- Lockerung der Zähne, Zahnausfall
- Blutungen unter der Körperhaut (blaue Flecken)
- Blutarmut
- Muskelschwund

Frauen sind stärker betroffen

Frauen werden übrigens viel stärker als Männer vom Vitamin-C-Vernichtungsprozeß des Tabakrauchens betroffen. Sie sollten daher noch eher als Männer etwas zur Erhaltung ihres allgemeinen Wohlbefindens unternehmen.

Vitamine und Alkohol

Bei einem Assoziationsspiel mit der Frage, was fällt einem zu Alkohol ein, würden sich unweigerlich zwei Richtungen in der Beantwortung abzeichnen:

- Trunkenheit, Fahruntüchtigkeit, aber auch Geselligkeit etc.
- Leberleiden, »Säufernase«, etc.

Vitaminmangel durch Alkoholgenuß

Wahrscheinlich würde niemand vermuten, daß für den menschlichen Organismus regelmäßiger »reichlicher« und gelegentlicher unmäßiger Alkoholkonsum ähnlich katastrophale Auswirkungen hinsichtlich des Vitaminstatus haben wie z. B. das Tabakrauchen.

In ganz besonderem Ausmaß trifft es die Vitamine B_1, B_6, Folsäure und das Vitamin A.

Einen kurzen Überblick über die Einflußnahme von Alkoholgenuß auf den Vitaminzustand zeigt die Tabelle auf den Seiten 192 und 193.

Mangelernährung durch Alkohol

Zunächst wird das Ernährungsverhalten durch den Alkohol verändert. Da ein Großteil des Energiebedarfs des Organismus durch den Alkohol gedeckt bzw. sogar überbeliefert wird, kommt es rasch zu einer qualitativen Mangelernährung. In deren Folge wird auch die Vitaminzufuhr vermindert. Die Situation verschärfend kommt hinzu, daß Alkohol die aktive Aufnahme einiger Vitamine ver-

190

schlechtert. So kommt es bei schweren Fällen von Alkoholmißbrauch zu klinisch manifesten Vitaminmangelerkrankungen, die in ihrer Schwere heutzutage nicht mehr für möglich gehalten werden sollten.

Häufig können bei diesen Patienten durch ausreichend hohe Gaben von Vitaminen die abnormen Vitaminspiegel wieder normalisiert werden und bleibende Folgen des Vitaminmangels vermieden werden.

Für die Vitamine Ascorbinsäure, Biotin, Pantothensäure und Vitamin B_2 wurden sehr geringe Blutkonzentrationen festgestellt. Dafür gilt als Ursache die unausgewogene Ernährung des Alkoholikers. Hier ließe sich also Abhilfe schaffen durch verbesserte Ernährung oder Einnahme von Multivitamin-Präparaten.

Bei den folgenden, einzeln untersuchten Vitaminen stellt sich die Lage ungleich schwieriger dar.

Vitamin A

Alkohol erschwert die Umwandlung von Vitamin A in Retinol, eine der im Körper aktiven Formen dieses Vitamins. Dadurch wird insbesondere die Sehleistung negativ beeinflußt. Tierversuche haben weitergehend ergeben, daß das Speichervermögen der Leber durch Alkohol vermindert wird. Dies ist auch verständlich, da man weiß, daß der Alkohol in der Leber abgebaut wird und dieser Vorgang für sie eine schwere Belastung darstellt. Das Speichervermögen des Vitamin A ist unabhängig von der Aufnahme dieses Vitamins. Das bedeutet: Trotz zusätzlicher Zufuhr höherer Dosen verringern sich die Plasmawerte konstant, bis hin zu konkreten Mangelerscheinungen.

Tabelle 15: Einflüsse von Alkohol auf Vitamine

Vitamin	Konzentration		
	im Blut	in der Leber	im Urin
A	sinkt		
D	sinkt		
E	sinkt		
B1	sinkt	sinkt	sinkt
B2	sinkt		steigt
B6	sinkt	sinkt	
B12	steigt	sinkt	
Biotin	sinkt	sinkt	
Folsäure	sinkt	sinkt	
Niacin	sinkt	sinkt	steigt
Pantothensäure	sinkt	sinkt	steigt
C	sinkt		sinkt

Gründe			
Aufnahme	Absorption	Stoffwechsel	klinische Folgen
sinkt	sinkt		Nachtblindheit
			Knochenveränderungen
			Störung der Erneuerung der roten Blutkörperchen
sinkt	sinkt		Nervenerkrankungen
sinkt			Veränderungen an den Lippen
sinkt	sinkt	gestört	neurologische und hämatologische Veränderungen
	sinkt		
sinkt	sinkt	gestört	krankhafte Blutarmut
sinkt			(Pellagra)
sinkt	sinkt		(Skorbut)

Folsäure

Untersuchungen am Menschen mit Hilfe radioaktiv markierter Folsäure haben bewiesen, daß bei chronischem Alkoholmißbrauch die Aufnahme und Verwertung von Folsäure aus der Nahrung heraus gestört ist oder sogar verhindert wird. Dies ist um so problematischer, als Folsäure ohnehin eines der Vitamine ist, deren allgemeine Versorgungslage nahezu kritisch ist. Ein Verzicht auf Alkohol und vollwertige Ernährung bringen zwar rasche Normalisierung der Folsäure-Blutspiegel, aber vollwertige Ernährung allein bringt dem Alkoholkonsumenten, der weiter trinkt, keine Verbesserung seiner Situation. Bei fortgesetzter Alkoholzufuhr helfen nur zusätzliche therapeutische Gaben von Folsäure-Präparaten.

Vitamin B$_1$

Vitamin B$_1$ wird im Normalfall vom Darm aufgenommen und dem Organismus zugeführt. Dieser Vorgang der aktiven Resorption wird durch Alkohol blockiert. Das bedeutet, daß das in der Ernährung enthaltene Thiamin nicht in die Transportsysteme des menschlichen Körpers gelangt, weil der Ausfilterungsprozeß durch Alkohol überbelastet ist.

Die sogenannte passive Resorption bei Gaben höherer Vitamin-B$_1$-Dosen wird durch Alkohol nicht gestört. Das bedeutet *zunächst*, daß das wasserlösliche Thiamin mit der Wasseraufnahme des Darmes in das Blut gelangt. Freude darüber ist verfrüht:

Durch den fortgesetzten Alkoholgenuß hat sich die Fähigkeit der Leber, das im Blutkreislauf frei zirkulierende Thiamin zu binden, erheblich verringert: Dem Körper z. B. über Präparate zugeführtes Vitamin B$_1$ wird zwar aufge-

194

nommen, aber auch sofort wieder über die Nieren mit dem Harn ausgeschieden. Und es kommt noch schlimmer: Das gleiche gilt auch für im Stoffwechsel frei gewordenes Thiamin. Da die Leber es nicht mehr binden kann, wird es ausgeschieden. Es kommt allmählich zu einem erheblichen Thiamin-Mangel mit den beschriebenen Folgen.

Diese Beeinträchtigungen der Thiamin-Aufnahme und Verstoffwechselung treten im übrigen nicht nur bei chronischem Alkoholmißbrauch auf, sondern auch bei einzelnen »Zechaktionen«. Der rasche Vitamin-B1-Abfall im Blutspiegel benötigt mehrere Tage, um sich zu erholen. Es läßt sich leicht ausrechnen, daß die Ausrede: »Ich trinke nur am Wochenende«, keinen Schutz vor Thiamin-Mangelerkrankungen bietet.

Vitamin B6 (Pyridoxin)

Die Aufnahme von Vitamin B6 aus der Nahrung wird durch Alkohol kaum beeinträchtigt. Aber die in der Leber stattfindende Umwandlung des Pyridoxins in die Wirkform ist gestört. Insbesondere bei der auf Dauer nicht ausbleibenden geschädigten Leber kommt es zwangsläufig zu erheblichen Verschlechterungen des Vitamin-B6-Status. Dieser Zustand ist dann von außen nicht mehr beeinflußbar!

Vitamin E

Die Minderversorgung des häufig Alkohol Trinkenden ist nur auf den ersten Blick ohne große Bedeutung. Wie bei den meisten Vitamin-Mangelerkrankungen tritt die Veränderung für den Betroffenen zunächst kaum spürbar, mit einer erheblichen Verzögerung, schleichend ein: In diesem speziellen Fall die Störung der »Blutmauserung«.

Dieser Begriff, der aus der Tierwelt entlehnt ist — wer kennt nicht die Mauserzeit der Wellensittiche —, meint, daß das Blut einem ständigen Erneuerungsprozeß ausgesetzt ist. Ca. 0,85 % der roten Blutkörperchen werden täglich »aufgelöst« (der Mediziner spricht von Hämolyse) und durch neue ersetzt. In einem Zeitraum von ca. 120 Tagen findet ein vollständiger Austausch und völlige Erneuerung der roten Blutkörperchen statt. Eine Erhöhung dieser natürlichen Hämolyse, und sei sie noch so winzig, hat zur Folge, daß auf Dauer die Anzahl der roten Blutkörperchen abfällt, weil sie nicht mehr »automatisch« neu produziert werden. Als Folge tritt dann zwangsläufig eine krankhafte Blutarmut ein.

Eine Substitution mit Vitamin E ist also bei diesem Personenkreis durchaus notwendig.

Vitamine und Streß

Landläufig versteht man unter Streß eine Anhäufung von Sorgen, Problemen oder Aufgaben, die innerhalb einer bestimmten Zeit, also unter teils erheblichem Druck, zu bewältigen sind (oder deren Nichtbewältigung eine Reihe von unangenehmen Konsequenzen befürchten läßt — somit ebenfalls »Druck«). Diese Definition wurde in der Vergangenheit als »nicht-wissenschaftliche Größe« bezeichnet. Eine Verniedlichung der Tatsache, daß dieser Streß nicht meßbar ist.

Positiver und negativer Streß
Die Herz-Kreislauf-Forschung fand dann heraus, daß »Streß«, wiewohl nicht meßbar, einen Risikofaktor für den Herzinfarkt darstellt. Um dadurch die Manager in den Wirtschaftsunternehmen nicht zu demotivieren, gelang es klugen Leuten sofort, Streß zu unterscheiden nach positivem und negativem Streß. Nur negativer Streß sei gefährlich fürs Herz!

Streß — der prozentuale Verfall des Organismus
Erst der österreichische Wissenschaftler Hans Seyle hat mit diesem Unsinn aufgeräumt. Nach seiner — mittlerweile von allen Medizinern anerkannten — Definition ist Streß beider Vorzeichen der »prozentuale Verfall des Organismus«.

Damit ist klar definiert, daß jede Streßsituation ungewöhnlich intensive Reaktionen auslöst, die im phasenweisen Verlauf Raubbau an unseren Körperreserven betreiben.

Dabei spielt es für den Organismus keine Rolle, wie der Streß von der jeweiligen Persönlichkeit empfunden wird, da die biochemischen Vorgänge stets die gleichen sind! Allerdings unterscheidet sich der Grad der mentalen Erschöpfung bei »negativem« oder »positivem« Streß. Wie dies jedoch empfunden wird, hängt nicht nur von der Intensität des Ereignisses oder der Situation ab, sondern auch von anderen Faktoren wie Gesundheitszustand, genetische Charakteristiken, Persönlichkeit, Ernährungsgewohnheiten bzw. -zustand, sowie vorherigen Erlebnissen (Schulungsgrad).

Streß wird in drei Phasen eingeteilt:

1. Alarm
2. Widerstand
3. Zusammenbruch

Mit Vitaminen dem Zusammenbruch vorbeugen

Um nicht bis in die dritte Phase abzurutschen, sind Vitamine sehr, sehr wichtig:

Adrenalin erhöht die Frequenz der Herzschläge
In der Phase 1, also zu Beginn oder während einer »Streßsituation«, setzt der Organismus Streßhormone frei. Das wohl bekannteste ist Adrenalin. Diese Hormone bewirken eine Steigerung der Gesamtleistung und Leistungsfähigkeit des Organismus. Z.B. steigt die Frequenz der Herzschläge, um die Organe und die Muskulatur mit Energie zu versorgen; die Atmung geht schneller und intensiver, um den notwendigen Sauerstoff herbeizuschaffen; und, nicht zuletzt, die Nerven »vibrieren«, um schneller reagieren zu können.

Körperliche Aktivität gegen Streß

Dieser spezielle Körperalarm ist ein Relikt unserer jahrtausendealten Vergangenheit, denn unsere Urahnen sahen sich ganz anderen Gefahren ausgesetzt, als wir heutzutage in Büro oder Haushalt, und um zu überleben, mußten sie einfach schnell und stark sein. Unser heutiges Problem ist, daß wir auf den Körperalarm nicht, oder nur sehr selten, mit vermehrter körperlicher Aktivität reagieren. Der Autofahrer, der mittels Vollbremsung drei Zentimeter vor seinem Vordermann zu Stehen kommt, bleibt sitzen und spurtet nicht querfeldein. Damit richten wir ein ziemliches Durcheinander im Stoffwechsel an, weil bereitgestellte Stoffe und Energien nicht abgebaut werden. Damit dies wenigstens im nachhinein geschieht, ist regelmäßige sportliche Betätigung so wichtig.

Vitamine für die Bildung von Streßhormonen

Um die Streßhormone überhaupt bilden und sie in den Stoffwechsel einbringen zu können, benötigt der Organismus die Vitamine des B-Komplexes, sowie A und C. Ein ausreichender Vitamin-Spiegel im Blut ist also unverzichtbar, damit wir unter Streß überhaupt »funktionieren« können.

Die Vitamine greifen »unter Streß« auf zwei weiteren Ebenen direkt ins Geschehen ein: In der Energieproduktion und in Schutzfunktionen.

Durch die Vitamine des B-Komplexes kann der Organismus rasch eine größere Menge Eiweiß, Kohlenhydrate und Fett in Energie umwandeln.

Für den menschlichen Körper ist Streß nicht nur die tägliche Hetze oder verstärkte körperliche und seelische Mehrbelastung, sondern auch Krankheit, Krankenhausaufenthalt, Operationen oder Verletzungen. Dabei haben die Vitamine ausgeprägte Schutzfunktionen: Bei akuten Infektionen werden die Blutspiegel der Vitamine A, C und Teile des B-Komplexes reduziert. Eine vorherige ausreichende Versorgung, die, nötigenfalls durch Vitamin-Präparate, in diesen Situationen weiter betrieben wird, ist äußerst wichtig, um bleibende Schäden zu verhindern. Infektionskrankheiten, wie Grippe oder Erkältungen, stellen ebenfalls Streßsituationen für den Organismus dar.

In solchen Situationen steigern einige Tierarten z. B. ihre körpereigene Vitamin-C-Produktion bis zum 10-fachen des Normalwertes.
Dazu ist der Mensch nicht in der Lage, deshalb braucht er in »Grippezeiten« zusätzliches Vitamin C.

Vitamine stärken die Abwehr

Dies ist für die Abwehrkräfte außerordentlich wichtig, da die weißen Blutkörperchen, die die Krankheitserreger im Organismus »auffressen« sollen, nur richtig aktiv werden können, wenn ihnen ausreichend Vitamin C zur Verfügung steht.
Auch die genügende Produktion von körpereigenen Interferonen, die in den Körperzellen wichtige Aufgaben bei der Abwehr von diversen Viruserkrankungen haben, steht mit ausreichender Vitamin-C-Versorgung in unmittelbarem Zusammenhang.

Verschiedenen Untersuchungen zufolge wirkt eine gute Versorgung mit Vitamin A bei Personen, die zu Magengeschwüren neigen, schützend auf die Magenschleimhaut und -wände. Dies kann noch unterstützt werden durch Einnahme von Pantothensäure-Tabletten.

Erhöhte Hitze- und Kälteverträglichkeit durch Vitamin C
Auch Urlaub und der Aufenthalt in fremden Ländern kann eine Streßbelastung darstellen. Von Vitamin C weiß man, daß es, in höheren Mengen eingenommen, sehr nützlich für den Organismus ist, wenn er extreme Hitze, Kälte, oder Temperaturschwankungen bewältigen muß. Insbesondere die Hitzeverträglichkeit wird durch Vitamin C (ca. 1 g pro Tag) verstärkt.

Allgemein gilt, daß der ganze Mensch um so anpassungsfähiger und widerstandsfähiger wird, je besser seine Kondition ist. Hierfür stellen die Vitamin-Ressourcen des Organismus einen äußerst wichtigen Faktor dar. Aus den vorangegangenen Kapiteln wurde ersichtlich, daß dieser Faktor bei der Mehrheit der Bevölkerung durchaus verbesserungswürdig ist! Experten vertreten heute allgemein den Standpunkt, daß ein Mensch, der über große Reserven aller notwendigen Vitamine verfügt, eindeutig bessere Chancen hat, Streßsituationen zu überwinden, als jemand mit ungenügenden oder geringen Reserven.

Streß ist unabwendbar.
Daher ist es das beste, die Fähigkeiten, ihn zu bekämpfen, zu steigern:

Regelmäßige Entspannung, regelmäßige körperliche Aktivität und die Sicherheit, genügend für den Vitaminhaushalt zu tun.

Vitamine und Sport

Einiges über den erhöhten Kalorienverbrauch bei der Ausübung sportlicher Tätigkeiten ist schon im Kapitel »Vitamine und Diät« gesagt worden.

Generell gilt natürlich, daß erhöhte Stoffwechselleistungen — wie beim Sport — eine erhöhte Vitaminzufuhr nötig machen. Die Bedeutung der Vitamine in diesem Zusammenhang ist jedoch eine genauere Betrachtung wert.

»Sport ist Mord« heißt ein Volksspruch

Gemeint ist damit wohl besonders die Gefahr von Überanstrengungen oder Verletzungen durch Leistungsübertreibungen oder unsachgemäßes Training. Der moderne Mensch ist klüger: Er begreift die sportliche Aktivität im Regelfall als einen Lustgewinn an Gesundheit und Lebensfreude. Deshalb informiert er sich laufend, was für Fitneß und Leistungsfähigkeit getan werden muß und kann. Er zählt seinen Puls und seine Schritte, mißt den Blutdruck, wählt das richtige Schuhwerk, die zweckdienliche Kleidung und tauscht mit Sportfreunden Tips über Trainingsprogramme aus.

Vitaminmangel beim Freizeitsportler

Die Ernährung der Freizeitsportler ist allerdings nur selten der sportlichen Betätigung richtig angepaßt. Fitneßbewußte Sportsfreunde zählen meist allerhöchstens Kalorien. Aber damit ist es nicht getan. Gibt es bereits bei der allgemeinen Bevölkerung Versorgungsprobleme mit essentiellen Nährstoffen wie Folsäure, Vitamin B_1 und Vitamin B_6, so ist erst recht im Breitensport eine

Unterversorgung mit Vitaminen relativ häufig anzutreffen.

Vitaminbedarf von aktiven Sportlern
Daß Vitamine für den normalen Ablauf aller Stoffwechselvorgänge notwendig sind, ist bekannt. Sportliche Betätigung jedoch erhöht den Bedarf, wie ein Blick auf die nachfolgende Tabelle zeigt, je nach Intensität um das Drei- bis Vierfache.

Tabelle 16: Vitaminbedarf der Sportler

Vitamin	DGE	Ausdauersportler/Kraft-/Sprint-Sportler (nach P. Konopka: Sportlerernährung)	
A	3.000—4.000 I.E.	12.000—17.000 I.E.	12.000—17.000 I.E.
B_1	0,1—1,5 mg	6—8 mg	6—8 mg
B_2	1,5—1,8 mg	6—8 mg	8—12 mg
B_6	1,6—2,1 mg	6—8 mg	10—15 mg
B_{12}	5 μg	5—6 μg	5—6 μg
Niacin	15—20 mg	20—30 mg	30—40 mg
C	75 mg	400—600 mg	300—500 mg

Vitamine bei Konditionsmängeln
Mangelerscheinungen zeigen sich zunächst im Absinken der allgemeinen körperlichen Kondition. Sie müssen durch erhöhte Vitaminzufuhr wieder ausgeglichen werden, um Leistungsfähigkeit und Leistungsbereitschaft wieder zu normalisieren.

Um Mißverständnissen vorzubeugen:

Ist der Vitaminbedarf gedeckt, läßt sich durch zusätzliche, hochdosierte Vitamingaben keine Leistungsstei-

gerung erreichen. (Sprich: Vitamine ersetzen kein Training.)

Ausnutzung der Leistungsreserven

Mit der richtigen Vitaminversorgung ist der Sportler in der Lage, die in ihm schlummernden Leistungsreserven voll auszunutzen. Und das kann objektiv eine Leistungssteigerung sein.

Vitamin B für Kraftsportler

Dies gilt in höchstem Maße für Kraftsportler wie Ringer, Gewichtheber und Bodybuilder. Sie sind in aller Regel nur durch die Zufuhr hochdosierter B-Vitamine in der Lage, die notwendigen Muskelreserven auszubauen. (Was von diesen Sportlern gern verschwiegen wird: Nur durch hohe Vitamingaben, vor allem Vitamin E, dämmen sie die schädlichen Nebenwirkungen von eingenommenen Doping-Mitteln ein.)

Ohne Nahrungsergänzung durch Vitamine keine Spitzenleistung

Hochleistungssportler kommen heutzutage nicht mehr ohne zusätzliche Nahrungsergänzung durch Vitaminkonzentrate aus. Die Erkenntnisse über die Wirkungsweise dieser Mikronährstoffe, die die Sportmedizin bei der Betreuung von Leistungssportlern gewonnen hat, kann sich auch der Freizeitsportler zunutze machen:

Je aktiver er sich betätigt, desto intensiver ist sein Stoffwechsel. Für die richtigen Funktionsabläufe auch bei erhöhten Aktivitäten sorgen optimale Mengen von Vitaminen, Mineralstoffen und Spurenelementen. Beispielsweise beeinflussen die Vitamine A, B_2, und B_6 den Eiweißstoffwechsel, B_1, B_2 und Biotin den Kohlenhydratstoffwechsel, E und C den Fettstoffwechsel.

Ein optimaler Vitaminhaushalt verkürzt die Regenerationszeit
Diese Erkenntnisse sind besonders wichtig für die Zeiträume zwischen den Trainingseinheiten oder nach anstrengenden Wettkämpfen. Athleten, die so ausgepowert sind, daß sie erst nach drei Tagen wieder »an die Geräte« können, haben einfach übersehen, daß ein optimaler Vitaminhaushalt die Regenerationszeiten erheblich verkürzt.

Vitaminpräparate während des Wettkampfs
Entleerte Vitaminspeicher müssen rasch aufgefüllt werden, besser ist es aber, es erst gar nicht so weit kommen zu lassen. Darum nehmen viele Sportler vor der Leistung (bei langandauernden Sportarten wie Langlauf, Radrennen, Triathlon oder Turnieren auch während des Wettkampfes) Vitaminpräparate oder vitaminangereicherte Lebensmittel — übrigens als »erlaubtes Doping« — zu sich. Wenn sie damit auch nicht schneller laufen oder weiter springen, so haben sie doch die Gewißheit, schon am nächsten Tag wieder »auf der Höhe« zu sein.

Zellschutzvitamine C und E
Vor allem Vitamin E hat zwei wichtige Funktionen im Körper, die für den Sportler von besonderer Bedeutung sind:

Es wirkt als natürliches Antioxidans, d. h., es verhindert unerwünschte Reaktionen des Sauerstoffs in den Zellmembranen. So schützt es den Organismus auch vor aggressiven sogenannten »freien Radikalen«, zellschädigenden Sauerstoffverbindungen. Außerdem begünstigt es den Energiestoffwechsel und verbessert die Sauerstoffausnutzung.

Ebenfalls als Antioxidans und Radikalfänger wirkt Vitamin C. Betreibt eine Person viel Sport und wird so der Bestand an Antioxidantien im Körper abgebaut, kann eine Zerstörung des Zellgewebes eintreten. Weitere wichtige Funktionen hat Vitamin C für den Aminsäurenstoffwechsel und im Streß-Stoffwechsel. Große Bedeutung kommt ihm auch für die Eisenverarbeitung im Organismus sowie die Stärkung der allgemeinen Immunabwehr zu.

Rat für den Freizeitsportler in der Apotheke
Bevor der Freizeitsportler Nährstofftabellen rauf und runter rechnet oder Ernährungspläne am Heimcomputer ausklügelt, geht er dorthin, wo er sachkundige Beratung in Fragen der Gesundheit und Ernährung erwarten kann: in die Apotheke. Dort wird ihm der Fachmann raten, wie und womit er den durch die erhöhte Belastung gestiegenen Vitaminbedarf sicherstellen kann.

Diese Empfehlung gibt den Freizeitsportlern auch der Arzt der deutschen Olympiamannschaften, der Freiburger Professor Keul, da im Breitensport — im Gegensatz zu Hochleistungssportlern — keine gezielten Dosen einzelner Vitamine für besondere Stoffwechselvorgänge benötigt werden.

Vitamine und die Haut

Jede Werbung für Hefepräparate vermittelt zu Recht den Eindruck, daß wahre Schönheit von innen kommt, sprich, von Vitaminen abhängt. Tatsächlich äußert sich fast jeder Vitaminmangel schon zu Beginn an der Haut. Darum versprechen Hefepräparate, die diesem Mangel vorbeugen, Schönheit.
Stimmt das auch? Sicher nur begrenzt, denn echte Mangelprobleme bekommt man mit den gängigen Hefeprodukten nicht in den Griff.

Äußerer Hautbelastung kann man nur begrenzt von innen helfen.
Andererseits ist es völlig richtig, daß nur gesunde Haut schön sein kann. Und zu dieser Gesundheit tragen die in Hefe-Dragées enthaltenen B-Vitamine, die meist noch mit Vitamin E und A angereichert sind, auf jeden Fall bei.

Äußere Anwendung mit Vitaminen

Neuzeitliche Forschung in Kosmetik und Medizin hat jetzt aber ergeben, daß man über die Effekte der Vitamine in der Ernährung hinaus zusätzliche Wirkung durch das Auftragen auf die Haut erreichen kann. Das Leistungsvermögen der Vitamine ist dabei in jedem Falle »sehenswert« und geht teilweise weit über die eigentliche Vitaminwirkung hinaus.

Ganz besonders interessant sind dabei die Vitamine A, E und Pantothensäure. Deren teilweise verblüffende Eigenschaften in Salben, in Lotionen und »Wässerchen« sind eine nähere Betrachtung wert.

Vitamin A

Das Vitamin A ist das klassische Hautaufbauvitamin
Diese besondere Wirksamkeit nutzt die Medizin seit vielen Jahren durch eine etwas veränderte Form des Vitamins, der sogenannten Vitamin-A-Säure, auch als Tretinoin bezeichnet. Diese Säure vermag, äußerlich als Salbe oder Creme aufgetragen, bösartige, durch ultraviolette Strahlung ausgelöste Hautschäden zu bekämpfen. (Aus diesen Erkrankungen heraus kann sich im Lauf der Jahre Hautkrebs bilden.)

Verjüngung der Haut durch Vitamin-A-Säure
Daß die Vitamin-A-Säure aber auch kosmetisch wahre Wunder bewirken kann, haben amerikanische und österreichische Hautforscher gleichzeitig festgestellt:
Eines der besonders die Damenwelt oft erschütternden Hautprobleme ist das Photo-Aging, die vorzeitige Alterung der Haut durch Sonneneinwirkung. Dabei erscheint die Haut welk, gefältelt und dünn wie Zigarettenpapier. Hinzu kommt ein fahler, gelblicher Teint, vielfach mit kleinen Alterswärzchen bedeckt. Kurzum, das Endprodukt der Sonnenbräune heißt auf Dauer Altershaut.
Vitamin-A-Säure kann die Haut wieder verjüngen: Sie wird wieder glatt und weich, im Teint wieder rosig, die Alterswärzchen werden abgestoßen.

Neues Kollagen bildet sich
Dabei haben die Forscher übereinstimmend festgestellt, daß unter der Haut neues Kollagen gebildet wird, die Stütz- und Verfestigungssubstanz zwischen den Zellen. Dadurch strafft sich die Hautoberfläche. Zudem bilden sich neue Kapillaren, haarfeine Blutgefäße in der Haut. Dadurch wird die Haut stärker durchblutet und wieder

mit Energie und Nährstoffen versorgt. Die oberste Hautschicht kann sich um bis zu 40 % verdicken und wird dadurch ebener.

Viel Ausdauer ist notwendig
Allerdings muß man für eine solche Kur viel Geduld aufbringen: 6—8 Monate mindestens. Während dieser Zeit sollte die Creme, die 0,05 % Vitamin-A-Säure enthalten sollte, täglich einmal aufgetragen werden. Und anschließend, wenn die Ergebnisse zufriedenstellend sind, vorbeugend rund dreimal die Woche.

Achtung — Nebenwirkungen!
Eine kleine Einschränkung bleibt: Diese Kur hat in jedem Falle Nebenwirkungen wie Hautrötungen und Hautreizungen mit Brennen und Jucken. In Deutschland gibt es diese Präparate deshalb nur auf ärztliche Verordnung.

Vitamin A direkt auf die Haut
Ganz neu sind auch Erkenntnisse, daß ähnliche Ergebnisse auf kleineren Flächen mit Vitamin A direkt erzielt werden können. Cremes, die mindestens 5.000 I. E. Vitamin A pro Gramm enthalten, bringen störende Hautfältchen, wie sie z. B. besonders um Mund und Augen oft viel zu früh auftreten können, wieder zum Verschwinden. Dies geschieht aufgrund eines ähnlichen Wirkungssystems wie bei der Vitamin-A-Säure:
Tieferliegende Hautschichten werden stimuliert und mit neuer Energie versorgt. Das dadurch einsetzende neuerliche Wachsen und Heranbilden von Hautzellen verdickt und strafft die Oberflächen. Dadurch verschwinden die Fältchen ganz einfach.

Vitamin-A-Salben, die zwangsläufig sehr fettig sind, weisen nicht die Nebenwirkungen der Säure auf.

Daher eignen sie sich besonders für die Anwendung in empfindlichen Bereichen, wie um Augen, Mund und Nase. Auch hierbei muß die Behandlung nach Erreichen der Zielvorstellungen vorbeugend weitergeführt werden.

Vitamin E

Vitamin E ist das klassische Zellschutz-Vitamin.
Diese Funktion kann es auch ganz hervorragend bei äußerlicher Anwendung erfüllen.

Vitamin E für den Schutz der Zellen
Vitamin E ist für die Hautsalben ein Antioxidans: Es wirkt wie ein Schild, der die wichtigen Fettsäuren in den Zellen gegen schädliche Einflüsse des Sauerstoffs abschirmt. Diese Schädigungen gehen auf die Bildung von »freien Radikalen« zurück, die in überschaubarer Menge während des normalen Sauerstoffwechsels auftreten, aber gehäuft durch Umweltverschmutzungen und UV-Licht (Sonnenbad, Solarium Ozonloch!). »Freie Radikale« funktionieren wie winzige Raketen, die an der Zellhülle explodieren und die Zellen verschleißen. Dabei können Kettenreaktionen ausgelöst werden, die noch mehr dieser kleinen, aber furchtbaren Raketen produzieren. Insgesamt kommt es dadurch zu einem allmählichen Abbau des Zellgewebes und somit zu einem beschleunigten Alterungsprozeß der Haut.

Vorbeugung gegen den Alterungsprozeß der Haut
Äußerlich angewandtes Vitamin E schützt die Haut vor freien Radikalen, indem es sie meist noch vor dem »Einschlagen« ins Ziel abfängt und abtransportiert. Auch bereits begonnene Kettenreaktionen können unterbrochen und gestoppt werden.

Kosmetisch entsteht der Eindruck, daß kleinen Hautunreinheiten vorgebeugt wird bzw. vorhandene wieder verschwinden. Die Haut erscheint glatt und geschmeidig. Die Einlagerung von Alterspigmenten — den störenden braunen Altersflecken — wird verhindert bzw. stark hinausgezögert.

Im Gegensatz zum Vitamin A, das sozusagen ein Therapie-Vitamin ist, gehört Vitamin E in die tägliche Hautpflege. Eine für die Haut besonders wichtige Fettsäure ist die Linolsäure. Insbesondere bei krankhaft trockener Haut fehlt sie oft. Wissenschaftler aus Japan und Amerika haben nun die Möglichkeit erarbeitet, diese Fettsäure mit Vitamin E zusammenzubringen — das sogenannte Vitamin-E-Linoleat oder Toxopherollinoleat.

Dieses »Kombinationsvitamin« hat sagenhafte Wirksamkeit bezüglich der Hautglättung und vor allem der Feuchthaltung der Haut, es verhindert somit das rasche Austrocknen der Haut.

Verlängerte Wirkung
Während normale Kosmetika die Haut für ca. 6 bis 8 Stunden feucht halten können — wobei die Wirkung im letzten Drittel der Zeit kaum noch spürbar ist —, schafft Vitamin-E-Linoleat das locker 12 Stunden lang!

Das bedeutet, daß die morgendliche Pflege wirklich bis zum Abend reicht. Das gilt auch für entsprechende Aftershaves für Männer.

Pantothensäure

Die Pantothensäure ist die »Königin« der drei Hautvitamine.

Ihr spezielles Wirkungsvermögen umfaßt im wesentlichen drei Bereiche:

1. Haut- und Haarpflege
2. Hautschutz
3. Hautheilung

Allen drei Anwendungsgebieten ist gemein, daß die in den Mitteln verwendete Pantothensäure aufbereitet und haltbar gemacht wurde. Als Wirksubstanz heißt sie dann Panthenol oder Dexpanthenol. (Beides ist identisch, aber in Arzneimitteln klingt letzteres wohl besser.) In der Haut wird Panthenol sofort in Pantothensäure umgewandelt und beginnt dort, wie nachfolgend beschrieben, seine Arbeit:

1. Haarpflege

Haarpflegepräparaten wird dieses Vitamin sehr gern beigefügt, weil es zu einer wirklichen Pflege im Sinne von Unterstützung und Behütung verhilft. Wird Haarshampoos oder -spülungen Panthenol beigegeben (Konzentration 0,5—1 %), so entfaltet es dabei folgende Wirkungen:
Der Durchmesser der einzelnen Haare wird größer, was bedeutet, daß das Haar kräftiger und stabiler wird und außerdem intensiver in seiner Farbe. Weiterhin wird die Oberflächenstruktur der Kopfhaare glatter und elastischer, wodurch brüchiges, gesplißtes Haar wieder geschmeidig und einfacher zu kämmen wird.

2. Hautpflege

Ähnliches bewirkt Panthenol auch bei der Hautpflege. Durch den speziellen Wirkeffekt auf den Energiestoffwechsel der Hautzellen werden diese optimal ernährt und in ihrer natürlichen Funktion gestärkt. Konsequente Pflege mit Panthenol erhält die Struktur der Haut, sorgt für ihre Widerstandsfähigkeit gegenüber Witterungseinflüssen. Da Panthenol zudem in hohem Maße feuchtigkeitsbindend ist, hält es gerade trockene und empfindliche Haut gesund, schön und geschmeidig. Deshalb enthält z. B. jede gute Babycreme Panthenol.

3. Hautschutz

Die Schutzwirkung der Pantothensäure für die Haut beruht auf drei Ansätzen. Zum einen ist Pantothensäure direkt an der Bildung von Abwehrkörpern beteiligt und stimuliert deren Produktion. Dadurch steigert sich die Infektabwehrfähigkeit stark beanspruchter Haut — z. B. der Nasenschleimhaut — und verletzter Haut.

Diesen Effekt nützen z. B. Lauf- und Ausdauersportler, indem sie vor großen Anstrengungen, die mit einer extrem verstärkten Atmung einhergehen, die Nasenschleimhaut mit Panthenol behandeln. Dadurch mindern sie das Risiko, aufgrund der in überhöhter Menge mit der Atemluft eingeatmeten Keime und Krankheitserreger Infekte zu erleiden.

Mit panthenolhaltigen Cremes behandelte Haut ist auch widerstandsfähiger gegen mechanische Belastungen wie Scheuern oder Druck. Durch die Optimierung der Oberflächenstruktur der Haut kann sich diese auch reizender oder ätzender Stoffe besser erwehren. Viele Friseure schützen deshalb ihre Hände mit panthenolhaltigen Produkten. (Auch dieser Umstand spricht im übrigen für einen Einsatz in Babycremes, denn was muß die Haut nicht alles in einer gefüllten oder durchfeuchteten Windel abwehren!)

4. Hautheilung

Das wohl bedeutsamste Einsatzfeld der Pantothensäure ist in der Wundheilung zu sehen. Alle Arten von Hautoberflächenverletzungen, wie Schnitte, Schürfungen, Verbrennungen und Verätzungen, aber auch Überstrapazierung und Hautinfektionen, heilen rascher, schonender und nahezu ohne Narben. Dies gilt auch für die Schleimhäute in Nase, Mund und Rachen, Bronchien und Magen. Allen diesen Heilungen, die eigentlich beschleunigte Selbstheilungen der Haut sind, liegt das einfache, aber »segensreiche« Wirkprinzip der Pantothensäure zugrunde:

Über die Optimierung des Energiestoffwechsels Stimulierung der Neubildung von nachwachsenden Zellen, rascher Verschluß der Wundoberfläche und Verstärkung der Abwehrfähigkeit der Haut.

Hautärzte und Chirurgen berichten, daß mit Panthenol behandelte Wunden kosmetisch befriedigende Narbenbildung zeigen und daß das neugebildete Gewebe stabil und geschmeidig sei. Ein Beispiel:

Im Jahre 1985 erlitt ein mit heißem Teer hantierender Straßenbauarbeiter einen schweren Unfall, indem er mit seinem Gesicht in die kochende Masse geriet. Von Kollegen wurde der vor Schmerz halb Wahnsinnige sofort zu einer nahegelegenen Arztpraxis gebracht. Nach Entfernen der Verunreinigungen stellte sich der entsetzliche Schaden dar: Von der Mitte der Stirn (der Arbeiter trug eine Schirmmütze) bis unter das Kinn und an die Ohren war das Gesicht verbrannt und verbrüht, grotesk aufgeschwollen und mit Blasen bedeckt. Der Mediziner desinfizierte die Hautpartien und trug ansonsten über mehrere Wochen hinweg nur eine panthenolhaltige Salbe auf. Die Gesichtshaut bildete sich — wie ein Wunder — völlig neu und narbenfrei nach.

Vitamine in der Küche

»Vitamine sind Sensibelchen« stand kürzlich in einer großen Zeitschrift. Gemeint war damit, daß der Vitamingehalt unserer Nahrung durch die verschiedenen Arten der Speisenzubereitung stark zu beeinflussen ist. So vitaminreich wie in erntefrischer Form bleibt kein Gemüse, kein Obst nach dem Kochen oder Backen.

Sind aber wenigstens die verschiedenen Obst- und Gemüsesorten in ihrem Gehalt vergleichbar? Wenn man als Beispiel die nachfolgende Tabelle heranzieht, die von der Lehr- und Versuchsanstalt für Gartenbau Auweiler-Frisdorf erarbeitet wurde, stellt man fest, daß das Vitaminproblem bereits bei der Sortenwahl beginnt.

Tabelle 17: Vitamin-C-Gehalt verschiedener Apfelsorten

Sortenname	Vitamin-C-Gehalt in 100 mg Frischgewicht
Roter Berlepsch	25 mg
Goldparmäne	17 mg
Schöner aus Boskoop	16 mg
James Grieve	14 mg
Cox Orange	11 mg

Durch längeres Lagern Verlust des Vitamin C
Hinzu kommt, daß diese Gehaltsangaben sich auf frische Ware beziehen. Mit zunehmender Lagerdauer vermindert sich der Vitamin-C-Anteil in der Frucht erheblich. *Der Lagerapfel aus der Oktoberernte hat im Februar oder März des folgenden Jahres nur noch einen Sinn als Träger notwendiger Ballaststoffe.*

Niedriger Vitamingehalt bei Früchten aus Übersee
Einem Vitaminmangel kommt man damit nicht mehr bei. Speziell beim Einkauf von Früchten aus Übersee muß man zusätzlich bedenken, daß diese oftmals vor dem Ausreifen, also noch »grün«, abgeerntet wurden, damit sie nach dem oft sehr langen Transport per Schiff nicht überreif bei uns ankommen.

Diese Früchte hatten nie die Zeit, ihren vollen Vitamingehalt zu entwickeln. Ähnlich wie Salat und Tomaten aus Holland, die (fast naturwidrig) oft in Blitzzeiten durch ausgeklügelte Beleuchtungs- und Düngetechniken hochgezogen werden, sind sie zwar fest im Biß und durchaus schmackhaft, aber als Ernährungskomponenten sind sie nur wegen ihres abwechslungsreichen Charakters interessant.

Fruchtsäfte werden mit Vitaminen angereichert
Zum Glück, so muß man fast sagen, werden Säfte aus solchen Früchten, aber auch viele heimische Saftkonzentrate, vitaminiert, d. h. mit Vitaminen angereichert.

Beim Kochen der Brühe Beachtung schenken
In vielerlei Hinsicht sind Vitamine tatsächlich »Sensibelchen«: Die überwiegende Anzahl ist wasserlöslich. Sie können also schon beim Waschen verlorengehen. Auch beim Kochen in Wasser sinkt der Vitamingehalt vieler Obst- und Gemüsesorten beträchtlich ab. Darum ist es auch sinnvoll, die verschiedenen Brühen z. B. für Saucen oder für Suppen weiter zu verwenden.

Obst und Gemüse dunkel lagern
Einige Vitamine sind empfindlich gegen Licht. Daher sollte Obst und Gemüse möglichst abgedunkelt gelagert werden.

Andere Vitamine reagieren auf Wärme und Luftsauerstoff. In diesen Fällen empfiehlt sich Lagerung oder Aufbewahrung gekühlt in Folien oder Beuteln.

Auf alle diese Dinge sollte man schon beim Einkauf achten und die Waren nach diesen Kriterien überprüfen.

Das Problem der Länge der Transportwege vom Erzeuger zum Verbraucher und der Lagerdauer ist konkretisierbar: Nach zwei Tagen Lagerung/Transport bei Raumtemperatur

verliert	— Blumenkohl	25 %	seines Gehaltes an Vitamin C
	— Kopfsalat	50 %	seines Gehaltes an Vitamin C
und	— Spinat gar	80 %	seines Gehaltes an Vitamin C.

Als Faustregel gilt: Je länger die Zeit zwischen Ernte und Verbrauch und je größer die Temperatur dabei, desto größer ist der Vitalstoff-Verlust.

Vorsicht bei der Zubereitung
Ist es gelungen, möglichst frische und gesunde Ware einzukaufen, dann wird diese dennoch in der Küche durch alltägliche Verrichtungen und Zubereitungen wie Dünsten, Braten, Kochen, Zerkleinern und Waschen in ihrem Nährstoffgehalt beeinflußt. Dies kann man durch bewußtes Zubereiten in Grenzen halten:

● Beim Waschen z.B. die Wässerungszeiten so kurz wie möglich halten. Fließendes Wasser extrahiert Vitamine noch viel schneller!

● Ebenso gilt dies für Kochen in reichlich Wasser. Sparsamer Umgang hilft auch hier, Nährstoffverlusten vorzubeugen.

Beim Kochen gehen z. B. rund 45 % des Vitamin-C-Gehaltes von Gemüse verloren.

— beim Dämpfen hingegen nur 26 %,
— Dünsten vermindert die Ascorbinsäure sogar nur um 23 %.

Hierbei spielt natürlich auch die Dauer des Garens eine große Rolle.
Für Fleisch gilt im Prinzip ähnliches:

— Grillen zerstört rund 30 % des Vitamin B$_1$,
— Braten 30—40 %,
— Schmoren im Backofen eliminiert 60 % dieses Vitamins.

Längeres Warmhalten oder erneutes Aufwärmen von Gerichten tut ein übriges, um Vitalstoff-Verluste vorzunehmen.

Vielleicht ist dies eine Erklärung, warum Kaukasier so alt werden und so lange vital bleiben: Ihre Speisen sind einfach in der Zubereitung und werden keinesfalls ein zweitesmal erwärmt!

Küchenregeln zur Vitaminerhaltung
Um seine Vitaminversorgung zu sichern, sollte man folgende »Küchenregeln« beherzigen:

● Gemüse und Obst nicht auf Vorrat kaufen, sondern rasch aufbrauchen und zubereiten.
Zwischenzeitlich kühl und dunkel, möglichst in Folien etc., aufbewahren.

● Nur kurz und unzerkleinert waschen.

● Nicht lange wässern oder im Wasser liegen lassen.

● Erst nach dem Waschen portionieren und schneiden.

● Nicht zu lange — dann bleibt auch der »Biß« — und nur mit wenig Wasser garen.

● Kochwasser wenn irgend möglich weiterverwenden.

● In Folie dämpfen, dünsten oder braten schont Vitamine mehr als Kochen oder Schmoren. Schnelles Garen mit Mikrowelle bringt oft Vorteile.

● Warmhaltezeit auf ein Minimum beschränken.

● Übrige Speisen oder auf Vorrat Gekochtes nach Möglichkeit gleich tiefgefrieren. Dies ist die bekannteste Vitamin-Schonmethode.

● Tiefgefrorenes schnell erhitzen.

In der kalten Jahreszeit sinkt der Vitamingehalt bei Lebensmitteln
Die Gefahr einer Unterversorgung mit Vitaminen droht besonders in der kalten Jahreszeit, weil dann Obst und frisches Gemüse knapper werden und der Speisezettel fettreichere Mahlzeiten vorsieht.

Wie steht es denn z. B. mit der Milch, einem unserer wertvollsten Nahrungsmittel? Das Heu im Stall enthält dann fast nichts mehr an Vitaminen. Infolgedessen sinkt auch der Vitamingehalt der Milch weit unter die sommerlichen Werte.

Die Vitamin- und mineralstoffreichen Lebensmittel wählen
Wenn man die Bilanz zieht aus den genannten Versorgungsschwierigkeiten, dann sollte man meinen, daß jedermann nun bevorzugt zu vitaminreichem Schwarzbrot greift und außerdem möglichst viel Paprika, Hagebutten, Zitronen oder Orangen ißt und statt mit Zucker mit Honig süßt.

Aber weit gefehlt! Unsere hochzivilisierte Ernährungsweise beschert uns Mehl, das als je weißer, desto feiner bezeichnet wird — aber desto ärmer an B-Vitaminen ist.

Schrot oder Vollkornmehle sind deutlich wertvoller, nahrhafter und sollten unbedingten Einsatz in der Küche und beim Backen finden. Unraffinierte, braune Zuckersorten verwenden: Sie sind nicht, so wie die weißen, entvitaminisiert; sie schmecken zudem auch sehr interessant.

Auf den folgenden Seiten werden besonders vitaminreiche Lebensmittel den einzelnen Vitamingruppen zugeordnet, genannt und der Vitaminverlust durch verschiedene Zubereitungsformen beschrieben.

Vitaminreiche
Lebensmittel

Vitaminverlust
bei der Zubereitung

Vitamin A

- Lebertran
- frischer Aal
- Rinderleber
- Schweineleber

- Spinat
- Grünkohl
- Löwenzahn-
  blätter

- Möhren
- Aprikosen

Beispiele für Vitamin-A-»Mord« in der Küche	
Eier:	Spiegeleier ca. 31 % des Gehalts
Fisch:	Grillen bis zu 57 % Braten bis zu 64 % Schmoren bis zu 44 % des Gehalts
Leber:	Braten bis zu 71 % Schmoren bis zu 30 %

Vitamin D

- Sardinen
- Hering
- frischer Aal
- Räucheraal

- Lachs
- Kalbskotelett
- Rinderleber
- Pfifferlinge

- Champignons
- Morcheln

Beispiele für Vitamin-D-»Mord« in der Küche

Fisch: Grillen bis zu 94 %
             Braten bis zu 95 % des Gehalts

Leber: Braten bis zu 21—36 %
             Schmoren 16 % des Gehalts

Vitamin E

- Distelöl
- Sonnenblu-
  menöl
- Maiskeimöl
- Weizenkeimöl

- Truthahn (Puter)
- Sojabohnen
- Leinsamen
- Sellerie
- Porree

- Spargel
- Erbsen
- Fenchel
- Grünkohl
- Avocado

Beispiele für Vitamin-E-»Mord« in der Küche

Spiegeleier: Rund 30 % des Gehalts an Vitamin E

Geflügel: Kochen bis zu 51 % des Gehalts

Lammfleisch: Grillen, Rösten und Schmoren über 30 % des Gehalts

Kartoffeln: Backen rund 15 %,
Braten über 30 % des Gehalts

Blumenkohl: Dünsten über 30 % des Gehalts

Zuckermais: Dünsten fast 40 % des Gehalts

Niere/Leber: Braten und Schmoren vernichtet fast die Hälfte des Vitamin-E-Gehalts

---

Vitamin K

- Geflügel
- Tomaten
- Erbsen
- Rosenkohl
- Kohl
- Schweineleber
- Brokkoli
- Blumenkohl
- Rindfleisch
- Kopfsalat
- Bohnen
- Spinat

Über die Verluste von Vitamin K durch die Speisenzubereitung liegen keine verläßlichen Daten vor.

Vitamin B₁

- Scholle
- Linsen
- Aal
- Schwarzwur-
  zeln
- Löwenzahn-
  blätter
- Schweinefilet

- Reis
- Lachs
- Sojabohnen
- Kalbsnieren
  und -herz
- Schweineleber
- Schinken
  (roh und ge-
  räuchert)

- Zander
- Erbsen
- Geflügel
- Kartoffeln
- Rinderherz
- Artischocken
- Speisemorcheln
- Schnitzel

Beispiele für Vitamin-B1-»Mord« in der Küche

Fisch: Backen und Braten 50—70% des Gehalts

Geflügel: Kochen ca. 60%

Fleisch: Schmoren rund 50%

Nieren: Braten über 25%,
               Schmoren über 60% des Gehalts

Leber: Braten rund 20%,
               Schmoren über 30% des Gehalts

Nudeln, Reis: Kochen rund 70% des Gehalts

Kartoffeln: Backen 20%,
               Braten fast 40% des Gehalts

Blumenkohl: Kochen rund 20%

Brokkoli: Kochen über 30% des Gehalts

Erbsen: frische und tiefgefrorene Erbsen verlieren beim Kochen weniger als 20% des B1-Gehaltes, getrocknete Erbsen fast 50%

Vitamin B$_2$

- Joghurt
- Schweineniere und -leber
- Flußaal
- Brokkoli
- Kalb: Herz, Niere, Leber
- Pfifferlinge
- Schweinefilet
- Milch
- Hering
- Spinat
- Hühnerfleisch
- Spargel
- Champignons
- Buttermilch
- Leberwurst
- Erbsen
- Seelachs
- Rosenkohl
- Rinderzunge
- Rinderleber

Beispiele für Vitamin-B$_2$-»Mord« in der Küche

Fisch:	Grillen, Braten und Schmoren über 40 %
Schwein:	Grillen rund 40 %
Nieren:	Schmoren ca. 40 %
Leber:	Braten bis 50 %
Kartoffeln:	Backen rund 18 %, Braten über 30 %, Kochen lediglich 10—15 %
Blumenkohl:	Kochen ca. 20 %
Brokkoli:	Kochen über 25 %
Erbsen:	Kochen über 20 %

Niacin

- Hering
- Schweine-
  fleisch, beson-
  ders Leber
- Erbsen
- Hammelkote-
  lett

- Heilbutt
- Sardinen
- Hase
- Kaninchen
- Geflügel
- Pfifferlinge

- Rindfleisch, be-
  sonders Leber
- Forelle
- Lachs
- Champignons
- Kalbfleisch und
  -innereien

Einige Beispiele für Niacin-»Mord« in der Küche	
Spiegeleier:	rund 30 %
Fisch:	Backen über 30 %, Dünsten ca. 20 %
Geflügel:	Kochen um 40 %
Lamm und Kalb:	Schmoren rd. 25 %
Rindfleisch:	Schmoren ca. 50 %
Nieren:	Braten unter 30 %, Schmoren über 50 %
Gemüse:	Kochen zwischen 20 und 30 %

Vitamin B6

- Scholle
- Schweinskotelett
- Spinat
- Puter
- Paprika
- Kalbsleber
- Avocado
- Schweineschinken
- Blumenkohl
- Lachs
- Kartoffeln
- Hühnerleber
- Banane
- Thunfisch
- Makrele
- Sardinen
- Brokkoli
- Gans
- Grünkohl
- Rinderfilet

Einige Beispiele für Vitamin-B6-»Mord« in der Küche

Fisch:	Schmoren rd. 40 %
Rind:	Braten unter 20 %, Schmoren bis zu 65 % des Gehalts
Nieren:	Schmoren 30—50 %
Leber:	Schmoren fast 50 %
Reis:	Kochen rd. 50 %
Rüben:	Kochen über 50 %
Kartoffeln:	Backen 40 %, Braten 50 %, Kochen um 11 %
Blumenkohl:	Kochen 20 %

Folsäure

- Hühnerleber
- Kopfsalat
- Spargel
- Fenchel
- Brokkoli
- Sojabohnen

- Rotkohl
- Auberginen
- Mangold
- Radieschen
- Wirsing

- Leber vom
  Kalb, Rind,
  Schwein
- Weißkohl
- Chicoree

Einige Beispiele für Folsäure-»Mord« in der Küche	
Kaninchen:	Schmoren ca. 40 %
Leber:	Braten ca. 30 %, Schmoren rd. 25 %
Kohl:	Kochen bis zu 35 %
Rüben:	Kochen bis zu 60 %
Wurzel- gemüse:	bis zu 90 % beim Kochen
Kartoffeln:	Backen über 30 %, Braten über 65 %, aber Kochen unter 10 %!
Kohlrabi:	Kochen fast 40 %

Pantothensäure

- Hering
- Erbsen
- Champignons
- Spargel
- Melone

- Süßkartoffeln
- Kalbsniere
- Rinderzunge
- Avocado
- Brokkoli

- alle Sorten
  Leber
- Steinpilze
- Blumenkohl

Einige Beispiele für Pantothensäure-»Mord«
in der Küche

Rindfleisch: Schmoren bis zu 40%

Kaninchen: Schmoren rd. 30%

Niere/Leber: Braten 25—30%,
Schmoren 40—50%

Kartoffeln: Backen und Braten über 40—50%,
Kochen unter 20%

Süßkartoffeln: Kochen ca. 25%

Erbsen: Kochen über 50%

Kohlrabi: Kochen rd. 15%

Biotin

- Milch
- Niere und Le-
  ber, alle Sorten

Biotin ist in der Küche relativ stabil!

Vitamin B$_{12}$

- Buttermilch
- Makrele
- Seelachs

- Thunfisch
- Käse
- Leber, Niere,
  alle Sorten

- Milch
- Lachs

Einige Beispiele für Vitamin-B$_{12}$-»Mord« in der Küche	
Fisch:	Backen ca. 35 %, Dünsten rd. 20 %
Leber:	Braten über 30 %, Schmoren unter 20 %
Fleisch:	Grillen und Schmoren teilweise über 50 %

Vitamin C

- Acerola-
  kirschen
- Wirsing
- Johannisbeeren
- Brokkoli
- Grapefruits
- Kartoffeln
- Mangofrüchte

- Rosenkohl
- Paprika
- Guavas
- Kohlrabi
- Orangen
- Fenchel
- Mandarinen
- Tomaten

- Kiwi
- Sanddorn
- Spinat
- Erdbeeren
- Porree
- Honigmelonen
- Bohnen

Einige Beispiele für Vitamin-C-»Mord« in der Küche

Tomaten: Backen bis über 80 %

Pilze: Kochen über 90 %

Kartoffeln: Backen über 30 %,
Braten über 50 %,
Kochen lediglich 10—35 %, je nach
Kochzeit

Süßkartoffeln: Kochen bis über 30 %

Brokkoli: Kochen über 50 %

Blumenkohl: Kochen über 50 %

Kohlrabi: Kochen über 30 %

Wurzel-
gemüse: Kochen bis 40 %

Erbsen: Kochen fast vollständig

Kohl: Kochen über 50 %

Literatur

Bild der Wissenschaft, Nr. 3 und Nr. 4
DVA, Stuttgart 1988

Schlankheitskuren, Abmagerungsdiäten
Schriftenreihe der schweizerischen Vereinigung für Ernährung Nr. 59,
1987

Die große GU Vitamin- und Mineralstoff-Tabelle
Elmadfa/Fritsche/Cremer, Gräfe und Unzer, München 1985

Vitamine
Schriftenreihe der Bayerischen Landesapothekerkammer Nr. 32, München 1985

Sinn und Unsinn der Vitamine
H. Glatzel, Kohlhammer, Stuttgart 1987

Vegetarische Ernährung
Mr. Heide, Paracelsus Verlag, Stuttgart 1977

Vitamine
Deutsche Apotheker-Zeitung Nr. 42, Supplement 6, Stuttgart 1987

Empfehlungen für die Nährstoffzufuhr
Deutsche Gesellschaft für Ernährung (DGE) Umschau Verlag, Frankfurt 1975

Vitamine in der Medizin
C. Zaeslein, Editiones Roche, Basel 1981

dialog Ernährung + Vitamine
Ausgaben 1—5, Arbeitskreis Ernährungs- und Vitamin-Information (evi), Frankfurt 1987/88

Die Vitamine
W. F. Winkelmann, Apollonin-Verlag, Basel 1951

Vitamin C
M.-E. Lange-Ernst, Heyne Verlag, München 1986

Ernährungsprobleme
W. Kübler, Die Kapsel Nr. 38, Eberbach 1986

Multimorbidität und Ernährung im Alter
D. Platt (Hrsg.), Werk-Verlag, München 1981

Die Vitamine
E. Höhne, O. Hoffmanns Verlag, München 1985

Spektrum Vitamine
A. Hanck, Aesopus Verlag, Zug (CH) 1986

Vitamin C
W. Bayer/K. H. Schmidt, Editiones Roche, Basel 1987

Institutionen, die bei Fragen zu Vitaminen gern Auskunft geben:

evi Arbeitskreis Ernährungs- und Vitamin-Information e. V.
Freiherr-vom-Stein-Straße 31, 6000 Frankfurt/Main 1,
Tel.: 069/72 17 27

Deutsche Gesellschaft für Ernährung e. V.
Feldbergstr. 28, 6000 Frankfurt 1, Tel.: 069/72 01 46

Bundesvereinigung der Deutschen Ernährungsindustrie e. V.
Augustastr. 31, 5300 Bonn 2, Tel.: 0228/35 10 51

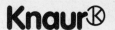

Solomon, Henry A.
Der Fitness-Wahn
Wieviel Training ist
gesund?
Henry A. Solomon,
Internist und Kardiologe,
warnt: Sport ist nur sinnvoll, solange er nicht
exzessiv betrieben und
nicht zum absurden
Selbstzweck wird.
160 S. [3805]

Stössel, Jürgen-Peter
Herz im Streß
Ein wissenschaftlicher Tat-
sachenroman. Der Herzin-
farkt, jahrelang klassische
»Managerkrankheit«, trifft
heute vor allem Arbeiter.
Ihre psychosozialen Bela-
stungen wurden in einem
mehrjährigen Forschungs-
projekt umfassend analy-
siert. Die Ergebnisse zeigen, was sich hinter dem
landläufigen Schlagwort
»Streß« verbirgt.
288 S. [4323]

Berkeley Holistic
Health Center (Hrsg.)
**Das Buch der ganz-
heitlichen Gesundheit**
Alles über die natürlichen
Heilweisen und Mittel der
Selbsthilfe zu Körper, Geist
und Seele umfassender
Gesundheit. 576 S. [4321]

Derbolowsky, Udo Dr. med.
Richtig atmen hält gesund
Der Autor macht deutlich,
daß richtiges Atmen leib-
liche wie seelische Störungen lindern oder gar beheben kann. 192 S. [4307]

Kaiser, Dr. med. Josef H.
(Hrsg.)
**Das große
Kneipp-Hausbuch**
Dieses große Kneipp-Buch
leitet an zu richtiger
Ernährung, zu Anwendung
von Heilpflanzen sowie zu
einer naturgemäßen
Lebens- und Heilweise.
864 S. [4306]

Scholz, Herbert Dr. med.
**Der Bio-Plan
für die Gesundheit**
Ärztlicher Ratgeber für ein
natürliches Leben. Ein
biologischer Fahrplan, der
auf natürliche Weise
heilen hilft. 272 S. mit
zahlr. s/w-Abb. [4319]

Ullmann, Dr. Marcela
**Knaurs große Haus-
apotheke – Heilpflanzen**
Dr. Marcela Ullmann erläutert ausführlich Nahrungs-
und Arzneipflanzen, zeigt
die Wirkung dieser Pflan-
zen auf den menschlichen
Organismus, behandelt
Fragen wie Verträglichkeit
und Dosierung und emp-
fiehlt Zubereitungsarten.
464 S. [7732]

Obeck, Victor
Isometrik
Die erfolgreiche und revo-
lutionäre Methode für
müheloses Muskeltraining.
128 S. mit 102 Abb. [4303]

Reger, Karl Heinz
Heilen durch Magnetkraft
Vom Mesmerismus zur
modernen Medizin.
Franz Anton Mesmer war
einer der ersten, der diese
Kräfte gezielt einsetzte.
Ein Bericht über seine
Heilungen unter dem
Gesichtspunkt heutiger
medizinischer Erkennt-
nisse. 176 S. [3771]

Medizin und
Gesundheit

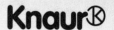
**Feuerabendt, Sigmund /
Hammer, Oscar
Yoga-Therapie**
Der natürliche Weg zur
Gesundheit.
Yoga ist eine uralte
Sammlung von Erfahrun-
gen über unseren Körper,
Seele und Geist, über
deren Funktionen, natür-
liche Fähigkeiten und
innere Möglichkeiten. In
diesem mit Bildern und
Übungen ausgestatteten,
sehr praxisorientierten
Buch, erläutert der Autor
seine Yoga-Therapie.
288 S. mit Abb. [7731]

**Galton, Lawrence /
Friedmann, Lawrence W.
Was tun, wenn der
Rücken schmerzt?**
»Zahllos sind die Aufklä-
rungsbücher über Wirbel-
säulenbeschwerden. Aber
nur wenige orientieren
den Patienten über Ursa-
chen und Zusammen-
hänge so gut wie dieses
Buch.«
288 S. mit 58 Abb. [4302]

**Gesundmacher und
Seelenheiler**
Wenn die Schulmedizin
nicht mehr weiter weiß:
außergewöhnliche Thera-
pien für Körper und Seele.
144 S. [4325]

**Hinkelmann, Klaus-G.
Das Aussteigerprogramm
für Raucher**
Ein Selbsthilfe-System für
alle, die nicht mehr rau-
chen wollen. 144 S. [7661]

**Kaufmann, Christine
Körperharmonie**
Schönheit und Gesundheit
als Spiegelbild bewußter
Lebensgestaltung.
Ein Handbuch für alle, die
auf eine ganzheitliche
Pflege von Körper und
Seele setzen wollen. 238 S.
mit 14 s/w-Abb. [7721]

**Knaurs
Gesundheitslexikon**
Der zuverlässige Ratgeber
für Gesunde und Kranke –
ein langbewährtes
Nachschlagewerk für die
Familie.
960 S. mit 195 Abb. [7002]

**Kneipp, Sebastian
Meine Wasserkur**
Kneipps Gesundheitslehre.
288 S. mit Abb. [4314]
So sollt ihr leben
Kneipps weltberühmter
Ratgeber in zeitgemäßer
Bearbeitung. 320 S. [4313]

**Zi, Nancy
Die Kunst, richtig zu atmen**
Dieses Buch erklärt
anhand von 30 Übungen,
wie jedermann lernen
kann, seine Atmung in
Energie umzusetzen. Es
zeigt, wie wir ein stabile-
res Gleichgewicht und
größere innere Kraft
erlangen und Geist und
Körper besser koordinie-
ren können.
192 S. mit Abb. [7729]

Medizin und Gesundheit